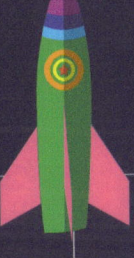

MANUAL
PARA VIAJEROS EN
LSD

TEXTO @LISÉRGICOS
ILUSTRACIONES @NISEIKO

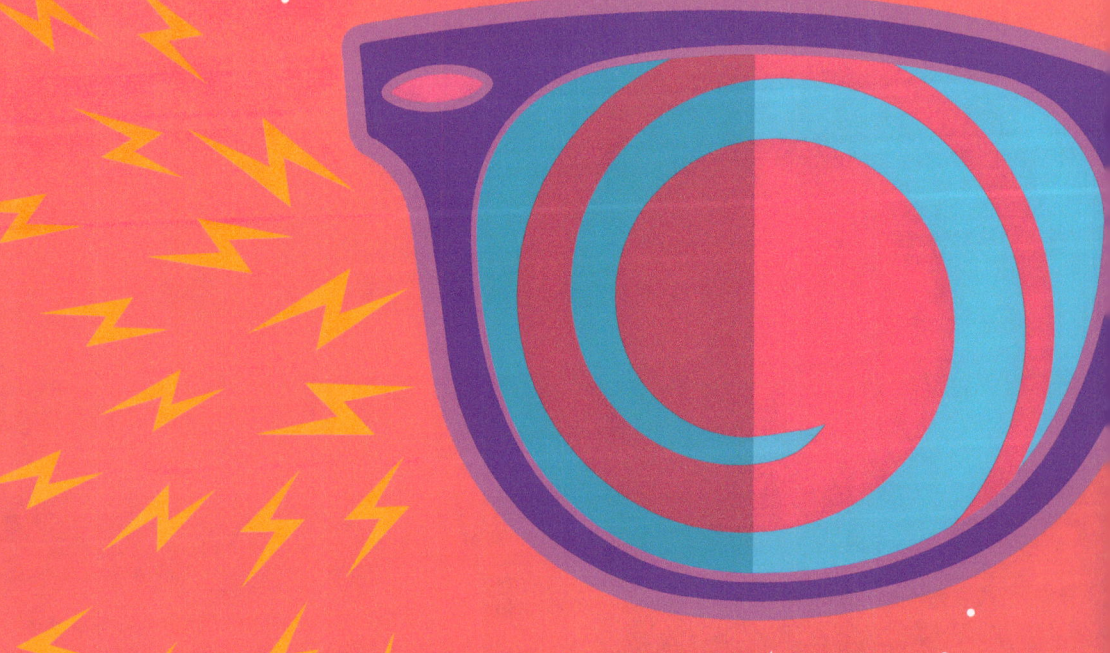

PRÓLOGO... O EPÍLOGO...
**ESTO ES UN LIBRO ACERCA DE LSD, ASÍ QUE LA LÍNEA
TEMPORAL NO ES ALGO MUY RELEVANTE**

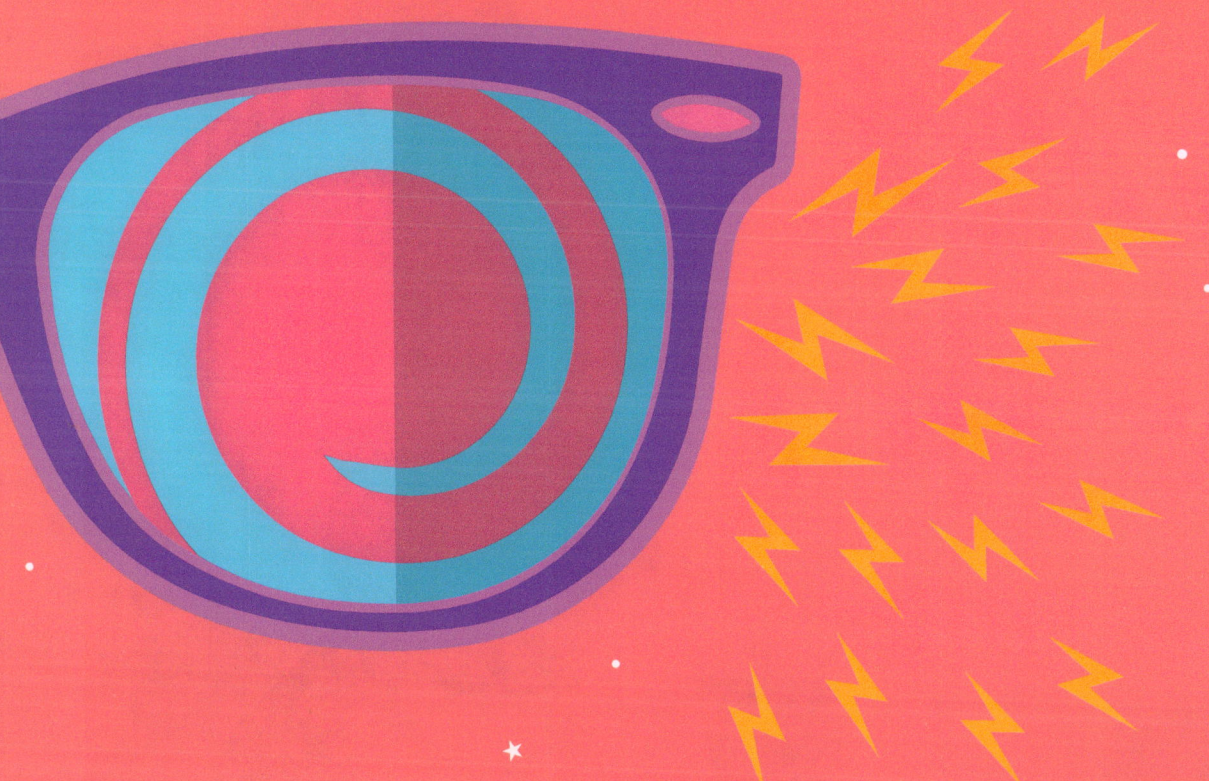

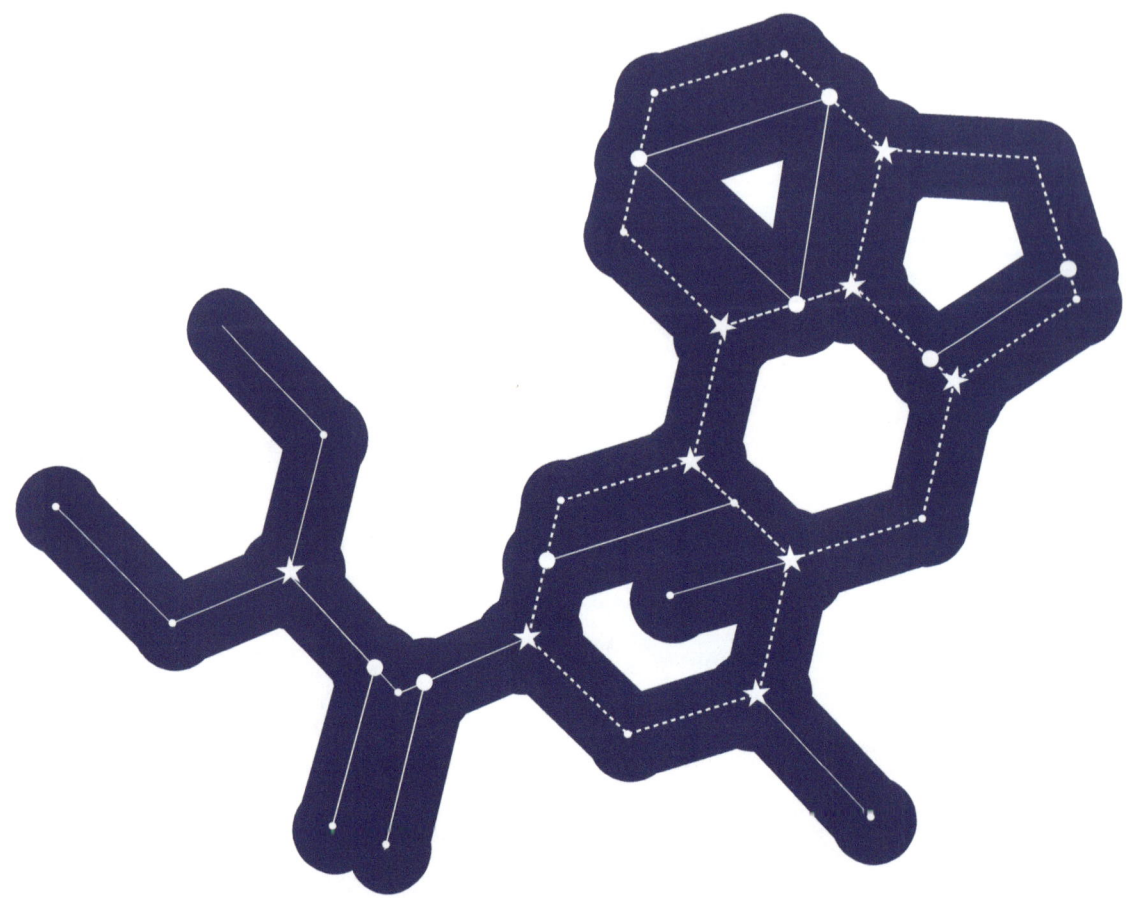

A la vez que los efectos del LSD fueron desapareciendo de mi psique, una idea se aferró en mí: *"todo lo que siempre había considerado cierto acerca del universo probablemente era una ilusión. Hasta ahora solo conocía una pequeña fracción de la existencia"*. Desde ese primer momento supe que había entrado en contacto con la herramienta más poderosa que había conocido para comprender mi propia mente. Lo aprendido a través de una licenciatura como psicólogo y años en formación como psicoanalista quedaron relegados por algunas horas en ácido.

En Diciembre de 2013, producto de los múltiples aprendizajes que generaron los viajes dentro de mí, decidí crear un espacio destinado a informar y compartir miradas acerca del uso de psicodélicos con la finalidad de despertar conciencias. Así surgió @lisergicos, una comunidad de la que hoy hacen parte miles de psiconautas dispuestos a crecer borrando las fronteras de la realidad como muchos la conocen. A diferencia de otras iniciativas en la red, en ésta, el uso de información médica y estudios científicos, el manejo ético de la información y el compromiso con la seguridad de los viajeros han signado el camino.

Luego del exponencial crecimiento de la comunidad y ante la incesante demanda de información que representaban las preguntas e inquietudes de los viajeros, muchas de estas planteadas con timidez a través de mensajes privados para evitar el señalamiento público, decidí comenzar a escribir un libro como respuesta al peor mal asociado a las drogas ilícitas… la desinformación.

¿Qué hago si estoy en un Bad Trip? ¿Cómo sé cuánto LSD tiene mi blotter? ¿Por qué el LSD es ilegal? ¿Me aconsejas que tome dos cartones en una fiesta? ¿Cómo es el sexo en ácido? ¿Cómo puedo asegurarme de estar consumiendo LSD? ¿Qué es la sinestesia? Son solo algunas de las decenas de preguntas que intento contestar a diario y que abordaré a través de este libro.
Este texto constituye una manual para viajeros principiantes o experimentados que deseen explorar su interior y adentrarse en la psicodelia de la forma más segura posible; en él no encontrarán pasos ni reglas, pues la naturaleza misma de la psicodelia desafía todas las normas y tiende al caos, es por eso que hallarán solo herramientas y prácticas que podrán ser útiles en diferentes escenarios, con variadas dosis y en los múltiples estados de consciencia en los que se encuentren.
El contenido de este libro es la síntesis de mis experiencias psicodélicas personales, (y vaya que he acumulado millas de viajero) así como información médico-científica que brinda soporte a muchos de mis argumentos, pero también incluye apreciaciones provenientes de los relatos de miles de viajeros que han compartido sus invaluables vivencias, temores y consejos, a través de la comunidad @lisergicos.

AJUSTEN SUS CINTURONES, PORQUE AL PASAR ESTA PÁGINA, CAEREMOS POR EL AGUJERO DEL CONEJO....

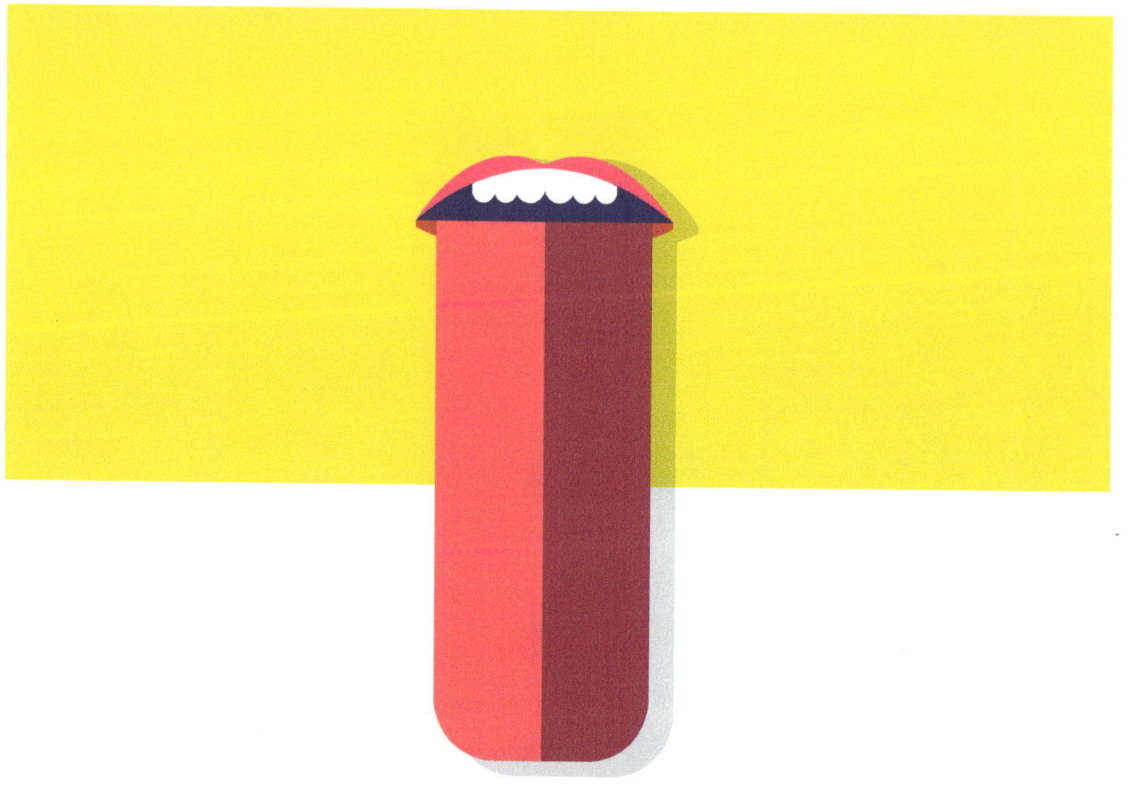

UN POCO DE CULTURA PSICODÉLICA.

Un grupo de hippies con flores en los cabellos y largas túnicas de colores, danzan alrededor de una fogata cantando canciones de The mamas and the papas, mientras se reparten cubos con azúcar cargados de LSD. Esa podría ser la imagen cultural por excelencia asociada al inicio de la cultura psicodélica, pero realmente es una concepción muy reciente del fenómeno.

Mucho antes de los 60s, ya existía la psicodelia. Quizá con diferentes nombres, pero toda forma de civilización u organización humana desde que existimos como especie, ha tenido un profundo vínculo con el uso de psicoactivos, y una gran parte de éstas ha colocado a las drogas psicodélicas en un sitial de honor dentro del abanico de herramientas para producir míticas experiencias personales y espirituales.

Desde los indígenas norteamericanos que aún utilizan el peyote dentro de contextos ceremoniales, pasando por los Aztecas y los Mayas quienes encontraron en la semilla de Rivea Corymbosa y en los hongos mágicos una vía de comunicación directa con los dioses, hasta más de 70 tribus americanas que han bebido históricamente del brebaje de Ayahuasca para la sanación, el uso de drogas que "revelen el espíritu" ha sido parte natural de la experiencia humana por miles de años.

#HISTORIAÁCIDA

EL TÉRMINO "PSICODÉLICO" FUE CREADO POR EL PSICÓLOGO BRITÁNICO **HUMPHRY OSMOND** EN 1957. LA PALABRA SE COMPONE DE DOS RAICES GRIEGAS: **"ΨΥΧH"**, QUE SE TRADUCE COMO "MENTE" Y **ΔΗΛΟÔΝ**, QUE SIGNIFICA "QUE REVELA".

La colonización de América, entre otros gratos regalos, trajo consigo la persecución y condena por el consumo de sustancias alucinógenas, destruyendo un invaluable legado de conocimiento acerca del ser humano en sus dimensiones físicas, psicológicas y espirituales. Durante cientos de años posteriores a la "conquista" se sostiene un largo letargo, quizá causado por el recurrente y generalizado uso de otras sustancias como el alcohol, el tabaco, así como las recientemente popularizadas cocaína y morfina, caracterizadas por distraer y adormecer a sus usuarios, más que por revelar aspectos desconocidos de la pisque o facilitar experiencias trascendentales. Este período es notoriamente interrumpido por el regreso de la psicodelia a mediados del siglo XX, momento en el que vendría a agitar las bases estructurales del planeta entero.

Contados eran los casos de investigadores y expedicionarios que habían tenido la oportunidad de entrar en contacto con sustancias alucinógenas como la psilocibina y la mescalina provenientes en muchos casos del amazonas, pero para 1950, el uso de psicodélicos distaba de ser un fenómeno generalizado.

Es luego del accidental descubrimiento del Doctor suizo Albert Hofmann, quien en sus intentos por hallar nuevas formas de síntesis de la dietilamida de ácido lisérgico a partir del cornezuelo del centeno, se encontró a sí mismo "afectado por una notable inquietud, combinada con cierto mareo… Una condición de intoxicación no desagradable, caracterizada por una imaginación extremadamente estimulada. En un estado parecido al del sueño, con los ojos cerrados".

Este evento marcó un hito no solo en la prometedora carrera del científico sino en la humanidad entera. Dados los poderosos efectos de una sustancia que en concentraciones muy inferiores a cualquier psicoactivo antes visto, podía producir experiencias abrumadoras en seres humanos, la dietilamida de ácido lisérgico se abrió paso rápidamente entre la comunidad científica para su estudio y comenzó a utilizarse como herramienta para coadyuvar en los tratamientos psicológicos y psiquiátricos.

Fue justamente a través de los académicos e investigadores y en el seno de las universidades más prestigiosas que la revolución del ácido se gestó. Los mismos experimentadores comenzaron a acceder a "nuevas formas de realidad" que pronto, su bagaje intelectual no podía explicar. La humanidad fue testigo entonces de un sin número de "despertares" (como los refieren los propios viajeros) a partir del uso de psicoactivos. Esto se debió en gran parte a que la experiencia psicodélica permitía reexaminar y redefinir la concepción propia del ser, trastocando su escala de valores y el sistema de creencias de miles de personas simultáneamente.

Los experimentos no autorizados y el uso más generalizado de la sustancia comenzaban a despertar nuevas ideas, nuevas formas de hacer lazo social, nuevos modos de concebir el matrimonio, la sexualidad y la existencia misma… Mmm… ya puedo predecir que a alguien no le va a contentar ésto.

Ahora, es importante imaginar estos despertares sucediendo una y otra vez en los campus de universidades norteamericanas en 1968, mientras el Estado intentaba impulsar una guerra en otro continente. No es casual que el año en el que se modifica la enmienda acerca de la dietila mida de ácido lisérgico y se penaliza su posesión, sea el año en el que definitivamente los movimientos contra la guerra de Vietnam comenzaron a ser mayoritarios. Las nuevas formas de organización social que se tejían eran crecientes y demandaban otro modelo de gobierno que se alejara de las intervenciones bélicas. El uso de psicoactivos agrupaba a cada vez más intelectuales, profesionales y estudiantes universitarios que pronto comenzaban a reexaminar no solo sus vidas sino la forma en la que era gobernado su país y las políticas exteriores de éste. La explosión de protestas pacifistas fue el primer síntoma que invitó al gobierno norteamericano a pensar que algo con los psicoactivos no estaba bien… Eso de gente pidiendo "paz y amor" había que solucionarlo rápido.

#DATOLISÉRGICO
AL ADMINISTRAR LSD A CHIMPANCÉS, ÉSTOS DESATIENDEN LAS NORMAS PROPIAS DE SU GRUPO Y EL RESPETO A LAS JERARQUÍAS.

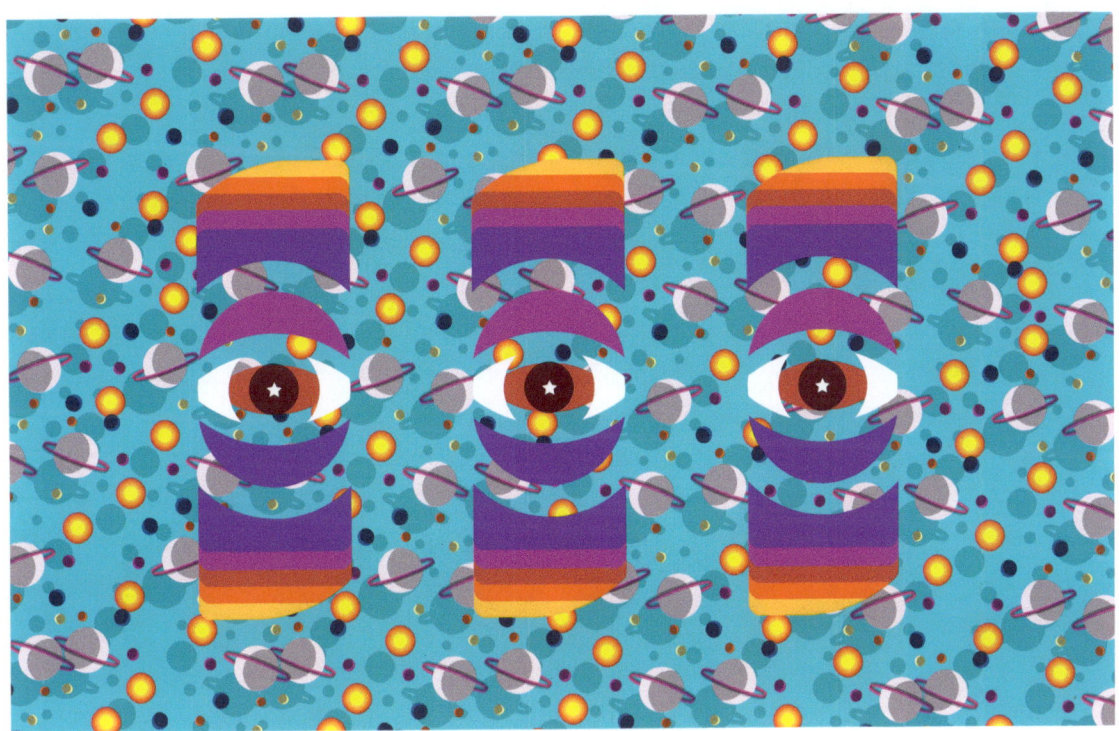

A pesar de que desde los primeros hallazgos científicos, existían claros indicios de que el LSD era una sustancia con una toxicidad extremadamente baja (inferior a la de cafeína), no adictiva, con importante valor para la psiquiatría, la prohibición impuso su peso y el consumo de la sustancia quedó relegado a grupos al margen de la ley. De la misma forma la experimentación con el LSD quedó baneada del contexto científico.

El problema, o la fortuna, es que el ácido ya había permeado importantes grupos humanos y había llegado para quedarse. Entre las más resaltantes comunidades que se organizaban en torno al uso de psicodélicos se encontraban en el Este nortemaericano, los representados por Timothy Leary y Richard Alpert, un par de psicólogos expulsados de Harvard por suministrar sin permiso LSD a sus estudiantes. Estos dos embajadores desarrollaron una importante corriente en pro de la defensa del uso de psicodélicos, que alcanzó gran notoriedad en el planeta entero… Quizá más notoriedad de la necesaria. Asimismo generaron obras escritas de gran valor para los psiconautas como "La experiencia psicodélica", un manual basado en el libro tibetano de los muertos que invitaba a las personas a prepararse para la disolución del ego. Esta comunidad estaba integrada por pensadores, científicos, académicos desertores y una élite que realizaba sus propios experimentos y viajes guiados estructuradamente para expandir la consciencia y favorecer la evolución humana.

Por otro lado, al otro extremo de los Estados Unidos, en la costa Oeste, se encontraba el novelista Ken Kesey acompañado de un irreverente grupo de almas libres que se autodenominaban "The Pranksters" (Los bromistas) que recién descubrían el LSD y lo integraban a la escena musical de la época; éstos realizaban shows, actividades artísticas, expediciones cruzando el país entero con tantas drogas en su sangre como el cuerpo podía permitirles. Eran divertidos, alocados, inestructurados y no estaban interesados en crear sus propias teorías, solo querían tomar un bus, pintarlo de colores y viajar… en todo sentido posible.

Estos dos grupos ayudan a entender de gran modo qué despertó el LSD en la cultura. Por un lado un vuelco notorio a intentar comprender mejor aspectos espirituales y psíquicos de la naturaleza humana y por otro, una tendencia recreativa y estimulante que favorecía las relaciones entre los seres y una sexualidad más abierta. En todo caso, la sustancia invitaba a los nuevos psiconautas a cuestionar todo, a pensar y dejar de obedecer, y esto es contrario al modo mismo en el que nos organizamos como civilización, que requiere algún grado de adoctrinamiento y sumisión a las normas.

El LSD fue entonces un desafío a todo, e implicó una posibilidad real de replantearnos ante aspectos básicos que han dirigido nuestra civilización. Leary desde el Este llamaba a los jóvenes a "encender su aparato psíquico, sintonizarse y abandonar todo", Kesey desde el Oeste invitaba todos los fines de semana a superar pruebas en ácido en los acid tests. ¿El resultado? La guerra contra las drogas recrudeció.

El gobierno norteamericano lideró una masiva campaña de desprestigio y desinformación dirigida a los usuarios de drogas ahora ilícitas. Los encarcelamientos se hicieron cotidianos, la penal ización de la sustancia disminuyó su oferta en la calles y pronto comenzó a apagarse lentamente la llama de la psicodelia.

Afortunadamente una vez que se ha estado del otro lado del espejo, nunca se vuelve a ser el mismo, y de esa generación de "sintonizados", cientos de miles redefinieron lo que sería el futuro del planeta que hoy concebimos como realidad. Aldous Huxley en la literatura, Steve Jobs en la computación, John Lennon en la música, Francis Crick en la biología, son algunos de los ejemplos de viajeros que vieron influenciada su obra por el uso de LSD y quienes marcaron la pauta en aspectos fundamentales del siglo XXI.

#HISTORIAÁCIDA
"NO PUEDES DISFRUTAR DE TUS COMPUTADORAS, DE TUS CASAS DE MODA, DE TUS EDITORIALES, DE TUS MALDITAS REVISTAS, NO PUEDES HACER NADA EN LA CULTURA SIN GENTE PSICODÉLICA EN POSICIONES CLAVE. Y ESTA ES LA GRAN VERDAD NO DICHA DE LA CREATIVIDAD AMERICANA. ENTONCES PIENSO QUE ES TIEMPO DE QUE SALGAMOS DEL CLOSET Y DIGAMOS: ¿SABES QUÉ?, ESTOY DROGADO, Y ESTOY ORGULLOSO". TERENCE MCKENNA.

Hoy, la costosa guerra contra las drogas que se ha conducido desde hace ya más de 40 años está viendo menoscabada sus bases y todo indica que en los próximos años, el planeta entero cambiará radicalmente su enfoque para el manejo de las sustancias psicoactivas, dentro de las cuales se encuentran las psicodélicas. La despenalización de sustancias en algunos países, la reclasificación en otros, el tratamiento como problema sanitario del abuso de drogas y no como abordaje punitivo, el restablecimiento de investigaciones con LSD, MDMA y psilocibina en algunas prestigiosas universidades en el mundo, nos invitan a pensar que estamos a las puertas de una nueva revolución psicodélica.

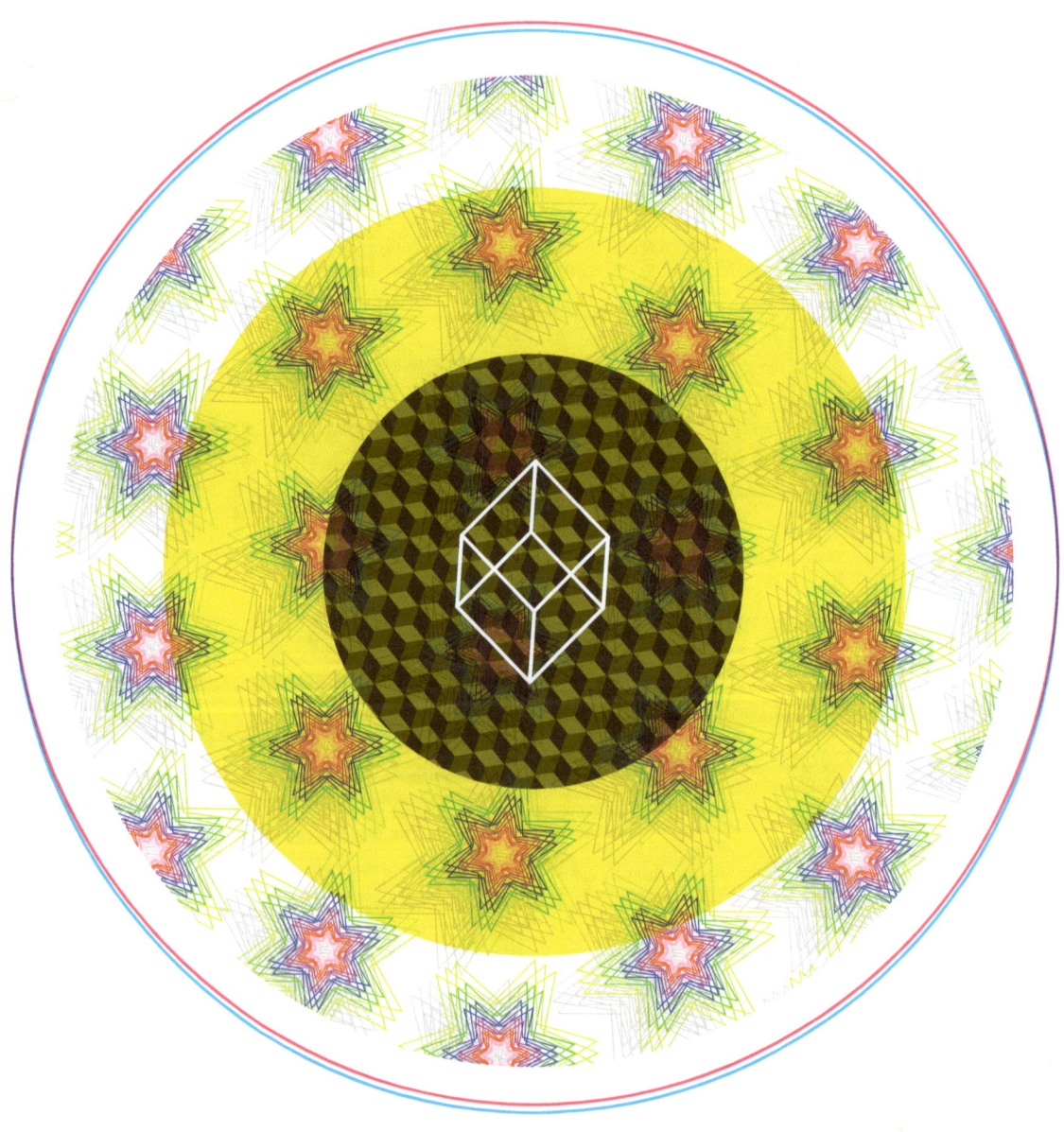

11 CONSEJOS PARA TU PRIMER VIAJE EN LSD... ACID FOR DUMMIES.

Dragones volando, culebras botando fuego y una conexión espiritual con mis vidas pasadas, esto fue todo lo que NO sucedió en mi primer viaje, en su lugar, algo realmente trascendental acontecería.

Una gran cantidad de anécdotas e imágenes previas habían alimentado mi curiosidad acerca del LSD, desafortunadamente descubriría que toda referencia simbólica previa a la experiencia individual sería casi inútil para enmarcar mi renacer.

Una semana atrás había tomado la decisión de consumir la prometedora sustancia en compañía de dos de mis más cercanos amigos. Uno de éstos, con varias experiencias psicodélicas previas, trae una dosis de un papel llamado "Hofmann", la cual será dividida en tres tercios.

Al consumir por vía oral mi pequeña dosis noto inmediatamente un sabor amargo, desagradable a la primera impresión... y también a la segunda. Este sabor me acompaña durante al menos unos 30 minutos que toma la sustancia en disolverse en mi boca. Durante ese período de tiempo, ningún cambio sucede, sin embargo, mi expectativa ha ido creciendo.
Como elemento estimulante, hemos decidido ver la película Yellow Submarine, pieza de culto personal que en tantas ocasiones había disfrutado previamente y a la que espero acceder de un modo diferente en esta ocasión. Durante la película y sin notarlo inmediatamente, han ido presentándose algunos pequeños síntomas: sudoración, escalofríos, aceleración de mi ritmo cardíaco, tensión muscular y agitación. La desinhibición y las risas poco a poco comienzan a aderezar el pastel, provocando que cualquier aspecto de la película se convierta en un detonador para un estallido de carcajadas. Todos estos elementos hacen cada vez más difícil poder continuar observando de modo pasivo aquellas imágenes psicodélicas en el televisor, invitándome pronto a levantarme de la cama y bailar al ritmo del musical.

Es justamente allí, bailando al borde de una cama cubierta por una sábana con figuras geométricas, cuando de modo inesperado tengo mi primera deformación clara de la "realidad". Mis manos se mueven frente a mí al ritmo de la música, cuando noto que las figuras que adornaban la sábana se superponen a mis manos, estando éstas últimas entre la sábana y su estampado, todo esto a pesar de que físicamente me encuentro alejado de la cama. El momento representa mi primera experiencia para entender eso de estar "aquí y allá al mismo tiempo", siento que estoy en presencia de algo que nunca había vivido, es una sensación que me toma varios minutos para poder poner en palabras precisas.

Una vez culminada la película decidimos ir a la sala del departamento, sin embargo, para llegar a ésta necesito atravesar un pasillo de unos tres metros. Me enfrento allí a un interminable andar que parece no acabar… Qué largos pueden ser tres metros en LSD. Por primera vez comprendo lo que es experimentar una ralentización del tiempo, fenómeno que en conjunto con la aceleración momentánea de la línea temporal se presenta a lo largo de todo el viaje.

Sobre este fenómeno quiero acotar que no se trata de la sensación de moverse despacio o rápido, es justamente que mi cuerpo puede entrar y salir de la línea del tiempo y que ésta a su vez puede acelerarse o enlentecerse a pesar de mis actuaciones. Noto entonces que, a diferencia de todo lo que había escuchado anteriormente, los estímulos visuales como los colores parecen no haber sufrido grandes cambios en mi primer viaje, las deformaciones parecen orientarse más a mi ubicación temporo-espacial.

Mi relación kinestésica con el entorno ha cambiado drásticamente. Tener dificultades para sostener una cuchara por su enorme peso o sentir que desplazar mis brazos para hablar puede tomar toda una eternidad, comienzan a hacerme notar lo complejo que puede ser el mundo una vez experimentado desde una óptica distinta en relación a estas dos variables. Puedo vivir como aspectos tan "objetivos" como el tiempo y el espacio son solo percepciones basadas en un balance químico de mi cerebro que ahora puedo alterar y que con esto, puedo cambiar el modo en el que percibo el universo.

Confundido y profundamente fascinado por mis descubrimientos acerca del universo, interactúo constantemente con elementos corrientes que hallo en la casa, hasta que encuentro en la mesa de la sala un objeto que a distancia parecía una brújula, su sola presencia basta para producirme desagrado y ordeno a mis compañeros alejarlo de la escena. Minutos después y armado de valentía pido nuevamente que el objeto se me fuese presentado en solitario para afrontarlo y redescubrirlo. El temor inicial que despertó aquella pieza, que resultó ser una lupa, termina llevándome a un viaje emocional que conecto con la muerte de uno de mis familiares.

En tan solo un par de minutos hago las paces con lo que la lupa representaba y desarrollo a partir de ese instante una conexión especial con el objeto (Que por el resto de los años mis amigos y yo llamaremos "el objeto"). Una especie de fascinación parecida al amor, algo verdaderamente difícil de simbolizar. Mi atención ahora se centra mayormente en lo hermoso que podía ser aquello que inicialmente me generó aversión.

Unas 5 horas después, los efectos del viaje comienzan a desaparecer lentamente, sin embargo, la huella que había quedado en mi psique sería eterna, el universo en el que vivo ya no está regido por reglas inviolables.

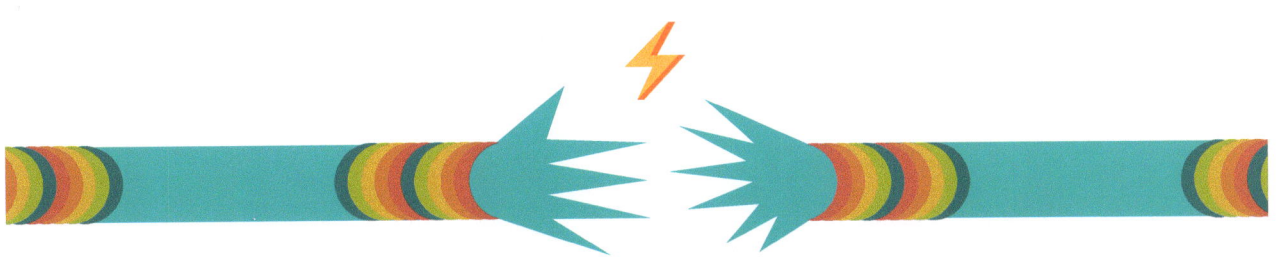

A CONTINUACIÓN, ALGUNOS CONSEJOS PRÁCTICOS PARA QUIEN HA DECIDIDO REALIZAR SU PRIMERA TRAVESÍA LISÉRGICA:

1 CONTROLA EL SETTING:

Consumir LSD por primera vez es asociado en muchos casos con un renacimiento de la conciencia y un despertar sensorial y cognitivo. Cuando un bebé viene al mundo no posee control de los primeros elementos con los que tiene contacto, tú podrás disponer de tiempo para planificar tu renacimiento. Ubica un lugar donde puedas estar tranquilo, donde los estímulos sensoriales que desees tener (películas, música, iluminación, etc.) puedan ser controlados con facilidad. Asegúrate de que el espacio que has definido te permitirá protegerte a pesar de cambios climáticos… Nada de LSD bajo la lluvia, al menos no la primera vez.

2 COMIENZA CON UNA PEQUEÑA DOSIS:

Una experiencia psicodélica no posee punto de comparación y el hecho de que te hayas lanzado en parapente o hayas consumido otras drogas no hará que estés más o menos preparado que otros para vivir tu viaje. Una pequeña dosis puede impactarte y te permitirá conocer de a poco el tema. Como leíste, en mi primer viaje utilicé 1/3 de un papel Hoffman, siendo éste para mí un excelente punto de partida y una gran experiencia. Sugiero que procures conseguir dos cartones en vez de uno. Comienza con 1/3 o 1/2 de una dosis. Si luego del primer viaje quieres vivir algo más intenso, recalcula y planifica el próximo con una dosis mayor de la misma presentación que ya compraste. Tu cuerpo reaccionará diferente al de cualquier otra persona y poco a poco debes ir descubriendo tu umbral para estas cosas.

3 ALMACENA BIEN TU CARTÓN:

La molécula de LSD es fastidiosamente sensible a tres 4 cosas muy comunes en el ambiente: Luz, calor, oxígeno y cloro. Para evitar que se deteriore con facilidad, el escenario ideal es empacar al vacío tus papeles y resguardarlos en algún sitio oscuro y con una temperatura inferior a 25 grados centígrados.

#DATOLISÉRGICO

"LUEGO DE 4 SEMANAS DE INCUBACIÓN A 37 GRADOS CENTÍGRADOS, SE OBSERVA UNA PÉRDIDA EN LA CONCENTRACIÓN DEL LSD DE UN 30%". LI Z, MCNALLY AJ, WANG H, SALAMONE SJ. (1998)

4 CUERPO SANO Y MENTE SANA:

Imagina que quieres hacer el viaje más importante de tu vida al sitio más remoto del planeta y que justo antes de partir te fracturas un pie, decides continuar con el itinerario y aquello que pensabas que sería una hermosa aventura termina siendo una calamidad. El mismo principio aplica a un viaje psicodélico, con la particularidad de que tus sentidos estarán mucho más despiertos y que tu mente podrá conectarse fácilmente con emociones, sentimientos y sensaciones. Si tienes una pequeña herida, una emoción desagradable o hasta un pequeño dolor de cabeza, posterga tu viaje, a fin de cuentas, los boletos para consumir LSD pueden ser cambiados en cualquier momento sin necesidad de pagar penalidades. Por otro lado, te recomiendo verificar si posees alguna condición médica preexistente o si tomas algún medicamento que pueda causar reacciones adversas al interactuar con el LSD.

#DATOLISÉRGICO
SUJETOS QUE TOMAN LITIO O ANTIDEPRESIVOS TRICÍCLICOS, PUEDEN VER AUMENTADOS MARCADAMENTE LOS EFECTOS DEL LSD.

5 ESTABLECE TUS NORMAS:

Si bien el uso de psicoactivos está asociado a la sensación de libertad y desprendimiento de normas, en pro de mantener tu seguridad y confort, es importante seguir algunos parámetros que guíen tu toma de decisiones cuando estés en medio de la experiencia. No seré yo quien indique qué normas debes seguir, pero sí puedo sugerir algunas que me han funcionado, por ejemplo: establecer un área donde se desarrollará el viaje y delimitar claramente hasta dónde podrá llegarse, no contactar vía telefónica a nadie fuera del viaje (a menos que haya alguna emergencia), no consumir una segunda dosis buscando exaltar las sensaciones, no utilizar otras sustancias (al menos en tu primer viaje), etc. Recalco, estas son reglas personales, inventa las tuyas y acuérdalas con tu entorno humano.

#DATOLISÉRGICO
AL MEZCLAR ALCOHOL CON LSD, SE DISMINUY-EN LOS EFECTOS PSI-CODÉLICOS Y EL ALCO-HOL DISMINUYE SU PODER EMBRIAGANTE.

6 ENTORNO HUMANO:

Probablemente uno de los aspectos más relevantes. El consumo de LSD es en gran medida una experiencia altamente placentera, pudiendo presentarse en determinado momento algún episodio de displacer (como en cualquier aspecto de la vida), partiendo de esta premisa, querrás estar rodeado de personas de tu entera confianza que te permitan expresar tu alegría, euforia, tristezas o miedos. Contar con un buen amigo te permitirá verbalizar lo que sientes e intercambiar ideas e impresiones, esto resulta especialmente útil si llegas a sentirte un poco confundido.

7 TRÁGALO:

Quizá hayas escuchado a algún amigo decir que el mejor modo de consumir el cartón es colocándolo en el ojo porque esto aumenta sus efectos. No, los efectos no son mayores si se coloca el ácido directamente en el ojo, ésto solo disminuye a 10-15min el tiempo que debes esperar para que la dosis comience a hacer efecto. El problema es que cuando colocas un cartón en tu ojo (con o sin LSD) corres el riesgo de lastimar tu córnea, y así como leíste en el punto 3, lo que puede ser una simple molestia, en el viaje puede convertirse en un verdadero infierno. Sencillamente no vale la pena el riesgo para ganar algunos minutos. Si estás demasiado apurado, posterga el viaje. Por otro lado, quizá hayas oído a otros amigos comentar que es mejor colocar el cartón debajo de la lengua, en las encías, etc… La verdad es que cuando colocas la dosis en tu boca, no importa lo que hagas, la absorción será gastrointestinal… así que puedes tragarlo sin problemas.

8 INICIA EN AYUNAS:

Si verdaderamente deseas mejorar la absorción del LSD, evita comer justo antes de consumirlo. Viaja en ayunas o con una pequeña porción de comida fácil de digerir, esto ayudará además a disminuir las posibilidades de sentir náuseas durante la experiencia.

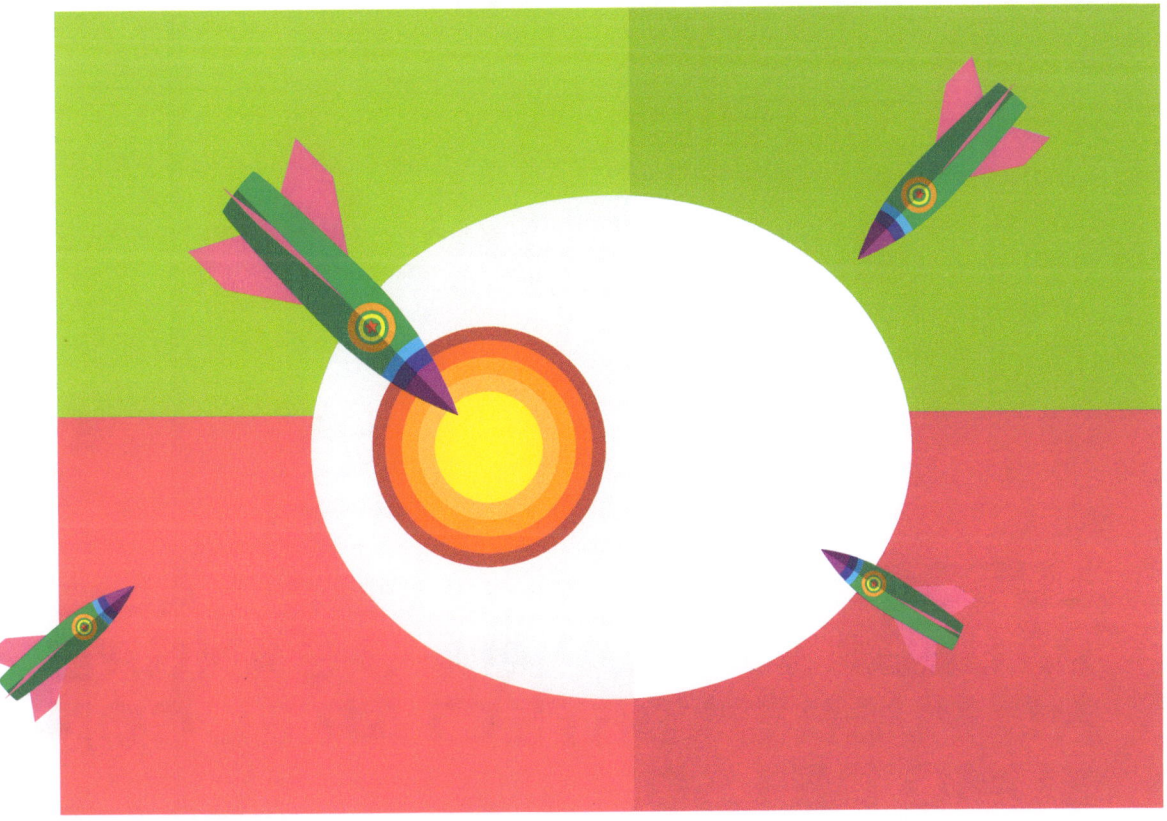

#DATOLISÉRGICO
EL LSD AUMENTA TU CONCEN-TRACIÓN DE AZÚCAR EN SANGRE DURANTE EL VIAJE.

9 ALIMENTACIÓN E HI-DRATACIÓN EN EL VIAJE:

Durante la experiencia psicodélica tu sentido del gusto podrá abrirse un buen espacio para experimentar nuevas sensaciones durante la ingesta de alimentos o bebidas, sin embargo, las dificultades para controlar los movimientos, medir tus desplazamientos, calcular cantidades, puede verse afectada y con ello tus posibilidades de hacer a última hora aquel pasticho de la abuela. Dispón de unos 2 litros de agua potable para ti y prepara con anterioridad algunos platillos (sí, preferiblemente varios) que puedan ser envasados y que no requieran más que llevarles un minuto al microondas. Busca contrastes entre los sabores, un par de frutas y vegetales frescos, un helado, una crema... un segundo, voy a comer.

10 EL TIEMPO:

Ubica en tu agenda un buen día en el que puedas disponer de unas 12 horas continuas. Probablemente si sigues mi consejo #2 en unas 6 horas tu viaje esté listo, pero quizá quieras tener más tiempo para conversar, interiorizar y descansar. De ser posible, procura que el día siguiente no esté cargado de grandes tareas. Recuerda que es un viaje y agota de forma similar.

#DATOLISÉRGICO
LUEGO DE CUATRO DÍAS LAS PRUEBAS DE ORINA O SANGRE NO PUEDEN DETECTAR EL CON-SUMO DE LSD.

11 ESTÍMULOS SENSORIALES PROGRESIVOS:

Tu cuerpo estará abierto a conocer el mundo como nunca antes. Sugiero que incluyas progresivamente los estímulos para no sentirte aturdido. Cuando consumas LSD, quizá una hoja de papel pueda causarte suficiente asombro para pasar un viaje entero, así que nada de aquel concierto de AC/DC mientras usas luces estroboscópicas dentro de una piscina y haces un poco de tai chi.

Los espacios abiertos y paisajes ofrecen infinitos estímulos visuales, olfativos, táctiles y auditivos y una forma de conectarte con la intimidad de naturaleza. En estos escenarios los estímulos extra podrían desconectarnos del entorno.

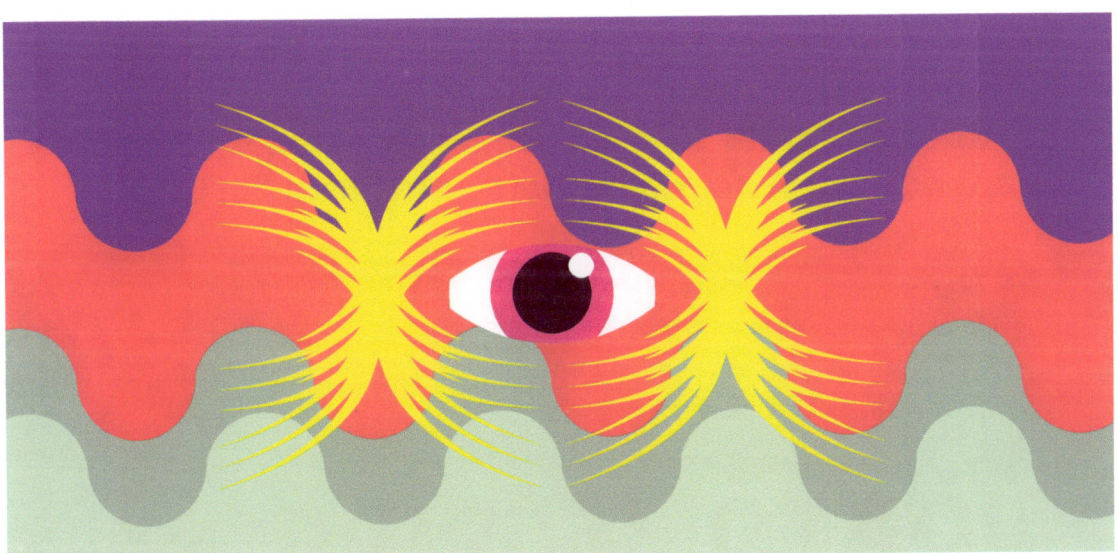

#DATOLISÉRGICO
LA TOLERANCIA AL LSD SE DESARROLLA LUEGO DE UN PAR DE DÍAS CONTINUOS DE ADMINISTRACIÓN Y DESAPARECE LUEGO DE UNOS CUATRO DÍAS DE INTERRUMPIDO EL CONSUMO.

¿CUÁNTO LSD TIENE MI BLOTTER?... ¿ACASO TIENE LSD MI BLOTTER?

Hacía semanas me habían hablado muy bien del cartón de "Viaje a las estrellas", estoy muy emocionado por probarlo. He guardado uno entero para mí, porque mis compañeros de viajes tomarán un cartón de Shiva.

Me como un tercio de la dosis para arrancar y comienzo la sesión musicalizando con un set de The XX y Lendi Vexer.

1 hora de ritmos suaves y alegría... La nota no aparece.
2 horas de ritmos suaves, alegría y un dejo de decepción. Me como el otro tercio.
3 horas de ritmos suaves, un poco de tristeza y ganas de matar al dealer. Me como otro tercio.
4 horas de ritmos suaves, comienzo a tomar cervezas y entiendo que este fue un viaje que nunca despegó.

Las dosis de LSD han sufrido grandes cambios desde su aparición como medicamento en los sesentas; momento en el cual, en unas lindas pastillas bajo la marca "Delisyd", era distribuido por la empresa Sandoz que garantizaba un estándar de concentración de 250µg (microgramos) por dosis ... Ah, qué tiempos aquellos.

#DATOLISÉRGICO
SE NECESITAN 0,5 MG (MILIGRAMOS) DE MESCALINA PARA CONSEGUIR EFECTOS SIMILARES A 100 QG (MICROGRAMOS) DE LSD..

A partir de la penalización de la sustancia, y luego de que el mercado negro se apoderara de su producción y comercialización, ha resultado casi imposible para el usuario común conocer que se está metiendo y en qué concentración.

Algunos datos reveladores pueden ser extraídos de los análisis realizados por ONGs, fundaciones y algunos pocos organismos gubernamentales que se han dado a la tarea de conocer la composición de las presentaciones vendidas como LSD en las calles de todo el mundo.

El asunto es que el problema es muy diferente según el lugar en el que te encuentres. Por ejemplo, en Europa, la fundación Energy Control reportó que en 2015 el LSD fue la sustancia menos adulterada que examinaron, hallando que en un 89,4% de los casos, lo contenido en las muestras era LSD-25 sin ninguna otra sustancia psicoactiva. Estas cifras son más que positivas en un mercado sin ningún tipo de regulaciones. Para Marzo de 2016, la misma organización indicó que en los 90 días anteriores había analizado 20 cartones que habían sido vendidos como LSD; 18 de ellos provenientes de España, 1 de Holanda y 1 de EEUU.

Tras los análisis pudieron comprobar que 18 de ellos efectivamente eran LSD, 2 en una concentración no determinada, 3 de ellos poseían una dosis tan baja que no alcanzaban el umbral mínimo para generar efectos en un humano, 9 tenían una dosis media-baja (entre 29µg y 84µg) y solo 4 alcanzaban dosis moderadas. La dosis media entre todos los cartones que pudieron ser analizados completamente fue de 63µg. Sin embargo, el mayor inconveniente está en dos blotters vendidos como LSD que realmente contenían: uno 25I-NBOMe y el otro DOC, dos research chemicals (RC's) que aún se encuentra bajo experimentación y que han sido mucho menos estudiadas que el LSD y que poseen un potencial tóxico mucho mayor.

#DATOLISÉRGICO
CON 16 MICROGRAMOS DE LSD POR CADA KILO DE PESO CORPORAL, ES CASI IMPOSIBLE REPETIR UNA FRASE CORTA.

Este problema se acrecienta de modo notorio en Latinoamérica, región en la que según algunos organismos encargados de análisis de sustancias, tales como el Observatorio de Drogas de Colombia, es frecuente que hoy, sustancias como: 25B-NBOMe, 25C-NBOMe y 25I-NBOMe inunden las calles y se ofrezcan como LSD. Es por ello que los viajeros escudriñan la internet en búsqueda de cualquier pedazos de información que les permita diferenciar el LSD de RC's.

#DATOLISÉRGICO
NO EXISTE UNA SOLA MUERTE DOCUMENTADA EN LA HISTORIA POR SOBREDOSIS DE LSD, SIN EMBARGO EXISTE UN BUEN NÚMERO DE MUERTES ASOCIADAS A SOBREDOSIS POR CONSUMO DE IMITADORES SINTÉTICOS DEL LSD.

En este punto me permito regalarles 5 herramientas básicas para saber qué se están metiendo:

1 CARTONES MUY GRANDES:

Como he comentado, las dosis de LSD se miden en microgramos, por ello un cartón de 0,5mm por 0,5mm será más que suficiente para albergar una dosis enorme. Cuando ves un cartón de tamaño superior, usualmente estás en presencia de una sustancia cuya dosis activa requiere una mayor concentración y por ende un vehículo (cartón) con mayores dimensiones.

2 EL TIEMPO DE DESPEGUE:

El LSD debe iniciar sus efectos entre 30 minutos y 1 hora y estos deben extenderse de 8 a 12 horas. Si estos tiempos no coinciden con el arranque y la duración de tu viaje… repite conmigo RESEARCH CHEMICAL!

3 ESTO ESTÁ DEMASIADO AMARGO:

El 25I-NBOMe es MUY amargo, sin embargo el LSD según algunos usuarios puede tener un ligero sabor metálico, pero para la gran mayoría es insípido. Si sabe a wuákala… es wuákala.

#DATOLISÉRGICO
"EL LSD NO ES INSÍPIDO, ES LIGERAMENTE AMARGO".
ALEXANDER SHULGIN, QUÍMICO, FARMACÉUTICO Y PADRE DEL MDMA.

4 LA TÉCNICA DE LA FLUORESCENCIA:

Utilizando luz negra, los cartones con GRAN concentración de LSD pueden brillar. Ahora, que no lo haga, no quiere decir que no tiene ácido, puede significar que su concentración es baja.

5 GRACIAS EHRLICH:

La técnica más precisa para saber qué tiene tu cartón es utilizar un kit de testeo químico con reactivo Ehrlich (Es barato, legal y lo consigues en Amazon) que permite detectar la presencia de LSD y otros alcaloides indólicos.

ALGUNAS CONSIDERACIONES ADICIONALES QUE DEBEN TATUARSE EN LA FRENTE:

1 Nunca creas ciegamente en la palabra de un dealer, incluso aunque el cartón diga impreso "LSD 250µg" quizá sea otra cosa.

2 Trata cada cartón con mucho respeto si no sabes lo que estás consumiendo. Comienza con dosis muy pequeñas y evita redosificarte hasta que hayan pasado al menos 4 horas, porque por ejemplo, el DOC revienta a partir de la segunda hora.

3 No, no, no, no creas en los fulanos cartones de "doble gota" o "triple gota". Sencillamente quieren sacarte más dinero por la dosis. Actualmente es muy extraño que los laboratorios coloquen gotas en los papeles, realmente el sistema es un poco más sofisticado e implica una inmersión relativamente uniforme para que todas las dosis de una misma producción contengan "más o menos" la misma cantidad de ácido.

#DATOLISÉRGICO
LA DOSIS ACTIVA DE LSD EN HUMANOS ES DE 0,003 A 0,001 MILIGRAMOS POR KILOGRAMO DE PESO CORPORAL.

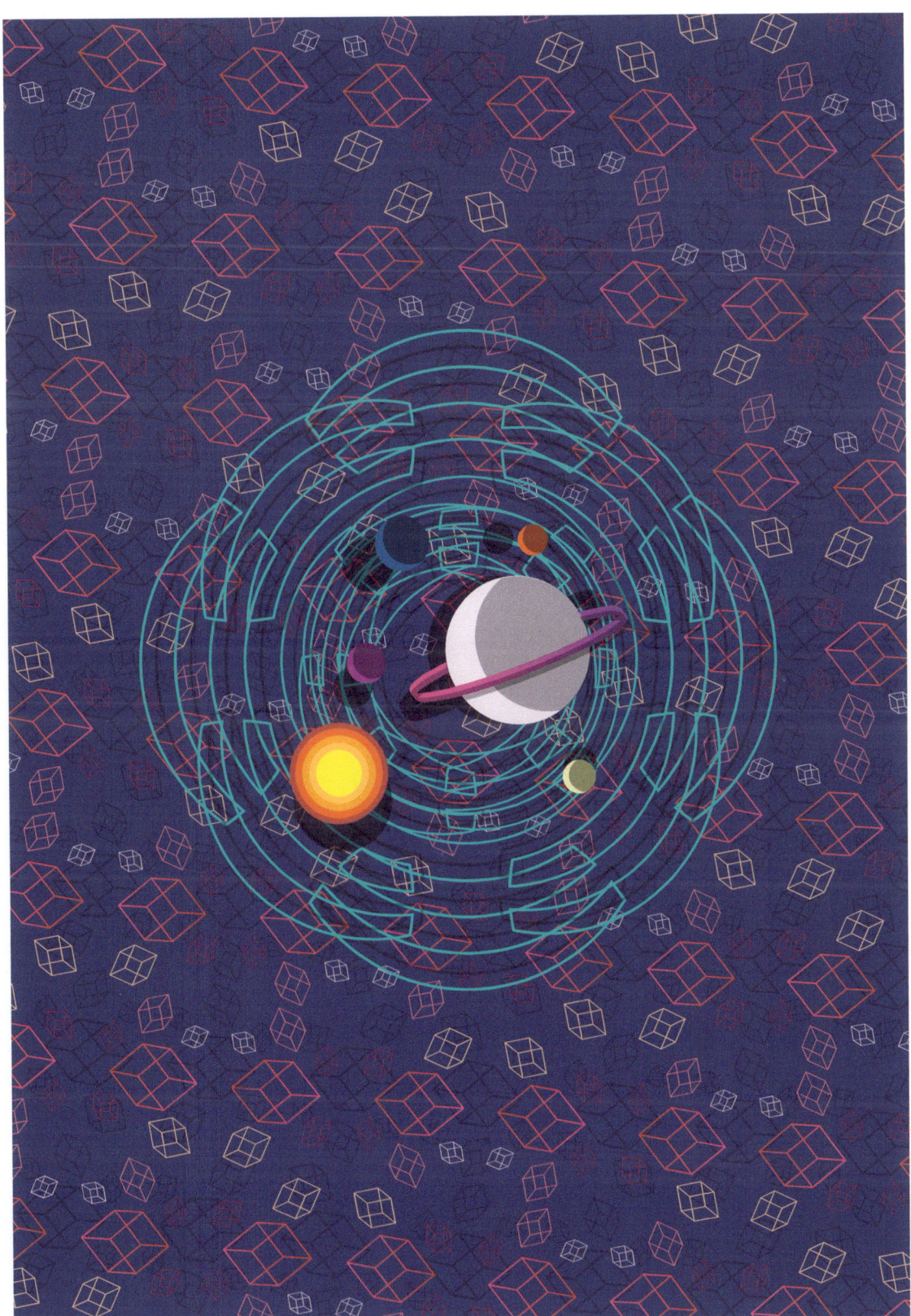

SINESTESIA, QUÉ COLORES TIENEN LAS NOTAS DE LA GUITARRA EN STAIRWAY TO HEAVEN.

Estoy recostado en mi cama esperando a que el viaje despegue. Miro el techo de mi cuarto leyendo una y otra vez el mensaje que había escrito con pinturas hacía algunas semanas. Repito en mi cabeza..."The Hills are alive with the sound of music".

Esta vez la patada del ácido se ha hecho muy evidente. No ha entrado gentil ni progresivamente, sino que comienza sin rodeos, con una importante distorsión visual. Las letras negras en el techo parecen agitarse ligeramente, mientras aparecen y desaparecen de modo aleatorio. De fondo tras las letras, los trazos naranja y rosa que había pintado comienzan a vibrar hasta emitir un sonido espectacularmente hermoso. Es como un zumbido metálico, agudo y agradable al oído que aparece cada vez que veo esas manchas de color.

Por primera vez en mi vida soy capaz de oír el sonido de un color.

Sí, oír un color, oler una nota, saborear un paisaje... Son algunas de las cosas que pueden suceder durante el trip. Este fenómeno se llama "sinestesia" y en términos muy científicos es un cruce de cables sensoriales.... Mmm, eso no sonó muy científico, a ver, mejor le llamamos "Asimilación conjunta o interferencia de varios tipos de sensaciones de diferentes sentidos en un mismo acto perceptivo"... Wow, eso sí ha sonado serio (Lo copié y pegué de Wikipedia).

La sinestesia como fenómeno es muy poco común; se presenta en algunos seres humanos sin que la ciencia tenga perfectamente claro por qué sucede. Sin embargo, durante la experimentación con psicodélicos es bastante frecuente que los viajeros se vuelvan, al menos por algunas horas, sinestéticos.

La forma más común en la que se presenta este fenómeno es la aparición de un color al generarse un sonido, y es importante cuando digo "aparición" porque no me refiero a imaginar un color, es realmente verlo... Con ojos cerrados o abiertos. Esto es especialmente interesante cuando varios sonidos en una canción son capaces de evocar conciertos enteros de colores, o sinfonías cromáticas que danzan al ritmo de intrincados arpegios.

Sin embargo, existen algunas formas de sinestesia no tan comunes. Algunas personas declaran que pueden ver la línea del tiempo constantemente, otros pueden ver números progresivos en los eventos que suceden, otros incluso pueden saborear las palabras que escuchan. Por ejemplo, en mi primer viaje descubrí que la experiencia completa tenía un sabor a plástico.

#DATOLISÉRGICO
SEGÚN LA "ENCICLOPEDIA DE LA NEUROCIENCIA" DE JULIA SIMMER (2009), 0,2% DE LA POBLACIÓN POSEE SINESTESIA LÉXICO-GUSTATIVA.

El Psiquiatra y Neuropsicofarmacólogo David Nutt, luego de comparar escaneos cerebrales de sujetos a los cuales fue administrado LSD y aquellos en los cuales les fue administrado algún placebo, concluyó que, "bajo condiciones normales, la información que viene de nuestros ojos es procesada en una parte del cerebro llamada corteza visual, pero cuando los voluntarios tomaron LSD, muchas áreas adicionales, no solo la corteza visual, contribuyeron al procesamiento visual... Encontramos que bajo el efecto del LSD, en comparación con el placebo, regiones dispares del cerebro empiezan a comunicarse entre sí, cuando normalmente no lo hacen". El Dr. Robin Carhart-Harris, líder de la investigación indicó además sobre estos hallazgos a nivel cerebral: "Hemos visto una explosión de comunicación". Todo esto podría iluminar nuestro entendimiento acerca de por qué los psiconautas percibimos de un modo más "integrada" la experiencia sensorial.

Pero esta magnífica cazuela de sensaciones tiene una particularidad, y es que todos los seres humanos hemos sido sinestéticos, al menos en un momento de nuestras vidas. Según la investigadora Daphne Maurer, todos los bebés menores de 6 meses son sinestéticos.

Este postulado me resulta francamente interesante y guarda profunda relación con otros fenómenos asociados al consumo de LSD. En 1961, el psicólogo Gustav Lienert interpretó a raíz de sus estudios, que los sujetos en LSD experimentaban una regresión en sus funciones intelectuales a una etapa ontogénicamente más joven en términos de estado de desarrollo.

La falta de categorización de la experiencia, la dificultad para sostener la atención, memorizar, comprender el lenguaje y precisar relaciones espaciales-temporales, así como la sinestesia, parecen ser aspectos comunes entre los infantes y los psiconautas, quizá de allí provenga esa hermosa fascinación y el asombro que además comparten ambos por los pequeños estímulos y por eso que durante la "sobriedad" encontramos cotidiano y aburrido.

Es como si nuestra psique se enfrentara nuevamente por primera vez al mundo. En ese estadio, ni los colores ni las formas tienen nombres asignados, todo se experimenta como un caudal de sensaciones interconectadas.

Para aquellos que han descubierto la puerta de la sinestesia durante sus exploraciones psicodélicas, puede resultar altamente estimulante acceder nuevamente a la basta información sensorial que permanece escondida cuando las puertas de la percepción se encuentran cerradas.

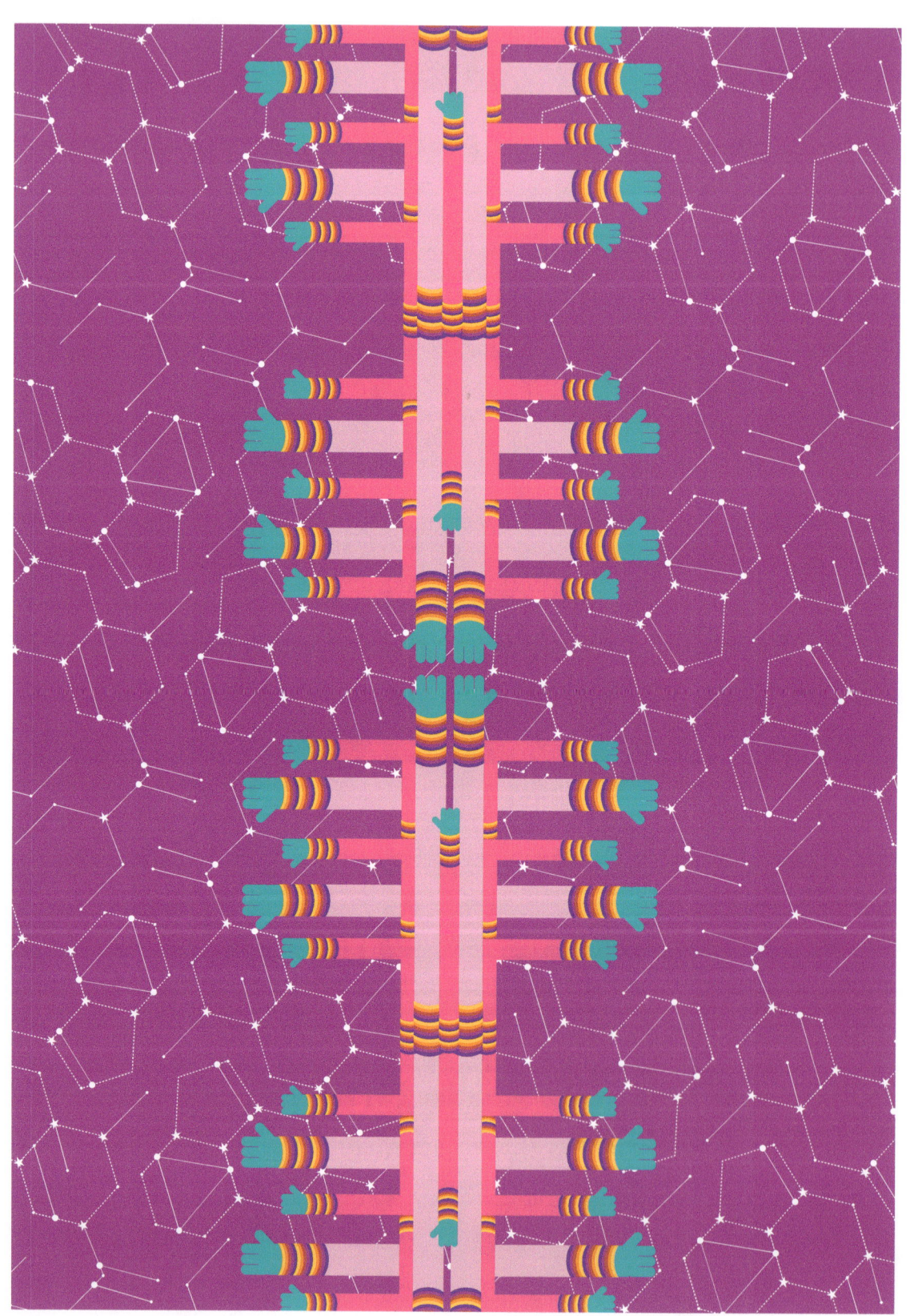

FLASHBACKS ¿QUÉ ES CIERTO? ¿QUÉ ES FALSO? Y... ¡QUÉ DEMONIOS ES ESE DRAGÓN VOLANDO!

La luz del sol comienza a tocar mi piel y poco a poco voy despertando del ensueño. Estoy acostado en mi cama y mis párpados se despegan y se juntan un par de veces. Han pasado al menos un par de semanas desde mi último viaje psicodélico, y mi cerebro está suficientemente alerta como para no experimentar una fantasía onírica, pero aún un poco adormecido como para no estar revisando mi whatsapp. Mantengo mis ojos cerrados por algunos segundos y en la oscuridad absoluta algo realmente fantástico sucede... Comienzo a VER algunas formas geométricas simples en un color naranja pálido. No, no las estoy imaginando, la imaginación es mucho más pobre en detalles... es como comparar una cinta de betamax sucia con ir al cine a ver una película en 3D comiendo crispetas y toma... Ok, me estoy disgregando... ¡las estoy viendo en toda su absoluta expresión!, son figuras que carecen de complejidad pero son muy ricas visualmente.

Poco a poco comienzo a jugar con estos cuadros, triángulos, círculos, y a medida que pasan los segundos puedo hacerlos girar y transformarse a mi voluntad... He descubierto el modo en el cual mi cerebro puede crear imágenes visuales de gran nitidez.

#HISTORIAÁCIDA
"NUNCA HE CONOCIDO A NADIE QUE HAYA TENIDO UN FLASHBACK Y YO VIAJÉ MILLONES DE VECES EN LOS SESENTAS".
JOHN LENNON.

El flashback es un tema difícil de abordar, principalmente debido a que no existe un cla... ¡Ay, quién me quita por favor esta estela de colores de las manos!... Ajá, les decía que no existe un claro acuerdo que establezca una línea entre qué es y qué no es un flashback, por lo que esto ha dificultado a los investigadores poder comprender mejor el fenómeno y definir su alcance y qué tan común es. Por ejemplo, hay investigaciones que aseguran que el Flashback es estadísticamente muy raro, pero otras señalan que hasta un 77% de las personas que han utilizado LSD pueden experimentarlo. Lo cierto hoy son 3 cosas: 1) es real, 2) parece más ligado al consumo de LSD que de otros psicodélicos y 3) el número de personas a las que afecta no está muy claro.

Durante mi experiencia manejando @lisergicos he constatado un gran número de historias de viajeros que manifiestan alteraciones en el aparato perceptual, mucho tiempo luego de haber consumido psicodélicos, y estas sensaciones que pueden ser catalogadas como Flashbacks, no necesariamente son ver un elefante rosado twerking. De hecho, la naturaleza de estos relatos tiende a ser más sutil y se vincula en mayor medida a manifestaciones como ver colores intensificarse u observar: patrones, estelas, fosfenos, ondas, movimientos en los bordes del campo visual, etc...

Según John Halpern, Profesor asistente de Psiquiatría en la Escuela de Medicina de Harvard, "el Flashback puede presentarse mucho tiempo luego de la experiencia psicodélica, como una simple evocación de la memoria, tan fuerte que se siente como si estuviese viajando nuevamente"; a esto solemos llamar los viajeros, un "viaje gratis" y puede ser una experiencia muy gratificante que no interrumpe de modo notorio la actividad diaria. Sin embargo, para algunas personas, estas sensaciones pueden ser mucho más vívidas y convertirse además en un problema crónico, constante y que puede extenderse por semanas, meses o años, llamado Trastorno Perceptivo Persistente por Alucinógenos (TPPA). "Estas son personas que pueden pararse en la esquina de una calle y ver un carro pasar, y ven una estela detrás. Pueden mirar una pared completamente blanca y encontrar patrones geométricos. Ven un brazo y pueden ver un halo alrededor... Es algo como estar en Alicia en el País de las Maravillas." Henry David Abraham, Psiquiatra.

Ahora, es muy importante diferenciar este síndrome de una psicosis, puesto que para que el diagnóstico de TPPA sea adecuado, no deben existir otras enfermedades que puedan explicar la aparición de las distorsiones perceptuales.

En todo caso, quien decida utilizar LSD debe estar consciente de que asume el riesgo de revivir algunas sensaciones del trip en otro momento de su vida, no queriendo esto significar que deba ser una experiencia desagradable. En caso de que éstas afecten de modo constante la vida cotidiana de la persona, es muy importante que asista a un médico, puesto que existen tratamientos específicos, basados principalmente en la administración de benzodiazepinas, que permiten aplacar o disminuir los síntomas.

Surge entonces otra pregunta: ¿Qué causa el flashback? y sobre esto se han tejido tantos mitos que podría escribir otro libro. El más popular: Es que el LSD se queda en tu médula. Comencemos destruyendo esta postura explicando que la vida media del LSD en el cuerpo humano es de 175 minutos. La verdad es que aún no se comprende por qué existen los flashbacks, pero el mismo Henry David Abraham experto en TPPA dice: "He dedicado gran parte de mi vida a estudiar este fenómeno y la respuesta corta a esa pregunta es… No sé… Hay algunas pistas que nos señalan que hay un desbalance en los circuitos inhibidores del procesamiento de información visual".

Mientras la ciencia intenta responder algunas interrogantes pendientes, yo seguiré cerrando los ojos y visualizando figuras divertidas.

#DATOLISÉRGICO
SEGÚN UN ESTUDIO CONDUCIDO EN 1960 POR EL DEPARTAMENTO DE PSIQUIATRÍA DEL HOSPITAL GENERAL DE MASSACHUSETTS, 53.5% DE LOS SUJETOS MOSTRARON SÍNTOMAS QUE PODRÍAN CATALOGARSE COMO FLASHBACK, UNA SEMANA O LUEGO DE EXPONERSE A LA DROGA (LSD)".

SEXO EN LSD O... ¿DÓNDE METO ESTO?

Estoy solo, acostado sobre mi cama y el efecto del ácido comienza a apoderarse de mi cuerpo. Una sensación agradable recorre cada célula de mi piel. Es un suave calor que que me abraza. Siento que cada pequeña parte de mí encuentra toneladas de placer con solo rozar las sábanas. Desde mi ser emanan ondas de colores en tonos calientes que de repente me conectan profundamente con mi novia que se encuentra a... cientos de kilómetros. Descubro que estas ondas pueden estar aquí y allá al mismo tiempo. El cuerpo de ella y mi cuerpo se convierten en una sola ola de calor que recorre mi cama dejando estelas luminosas a su paso.

Cada exhalación está cargada de placer puro que no entiende de horas o kilómetros. Somos uno con todo el universo.

Al finalizar el viaje tuve que pedirle disculpas a mi novia por tener sexo con ella… sin su consentimiento.

Así como cualquier cosa durante el trip, el sexo en LSD depende mucho acerca de la forma de conciencia en la que uno se encuentre y esto varía mucho en función a la dosis consumida. Es posible y muy gratificante, tener sexo (como usualmente lo conoces) cuando los efectos del ácido son sutiles o cuando el viaje va de bajada, en este contexto puede ser esperada una explosión de sensaciones y una intensificación marcada de cada estímulo, sin embargo, tener sexo en la segunda hora luego de comer un buen cartón, nos presenta un escenario totalmente diferente.

Cuando te encuentras en el pico de la montaña rusa se desvanece el concepto del ego, por tanto el cuerpo como construcción mental no existe. Es común que un viajero sienta que no reconoce su brazo, o que no sabe en dónde está su espalda, y desde esta perspectiva, un beso con un par de movimientos de lengua, ya puede ser suficientemente confuso como para pensar en temas más elaborados como una orgía con crema bat… bueno, ya estoy disgregando nuevamente.

Usualmente el sexo durante la parte más intensa del viaje aparece como algo alejado del cuerpo y más orientado a un encuentro de ondas, una comunión espiritual, la fusión con otros seres o cosas, etc. Esta experiencia puede ser millones de veces más intensa que la sexualidad común y no requiere ni siquiera del contacto físico… El sexo en esta etapa puede ser tan diferente que puedes tener la experiencia más estimulante de tu vida con solo un cruce de miradas.

El Dr. Albert Hofmann aseguraba sobre la sexualidad en LSD: "También son contradictorios los informes sobre la influencia que el LSD ejerce sobre la vivencia sexual. Dado que el estímulo de todas las percepciones sensoriales es un rasgo esencial de los efectos del LSD, la embriaguez de los sentidos del acto sexual puede sufrir una intensificación insospechada. Pero también se han descrito casos en los que el LSD no condujo al esperado paraíso erótico, sino a un purgatorio o incluso al infierno de una terrible extinción de toda sensación y al vacío mortal". Wow, qué horrible sonó eso.

Así como lo indica el padre del LSD, he constatado en cientos de relatos de viajeros que planean un fabuloso encuentro sexual para su siguiente viaje, que el deseo como signo de una falta, puede desvanecerse. Para muchos psiconautas es común sentir anulada la necesidad sexual cuando el viaje llega a su cúspide. Recuerda, si no hay personas, no hay quien desee ni a quien desear… Solo triangulitos volando, colores, y un torbellino de energías. Sobre este punto, el psiquiatra W.A. Stoll, uno de los primeros en experimentar con ácido, indica en su bitácora: "No podía sentir deseo sexual alguno. Quise imaginarme una mujer; sólo apareció una escultura abstracta moderno–primitiva, que no producía ningún efecto erótico y cuyas formas fueron asumidas y reemplazadas inmediatamente por círculos y lazos movedizos".

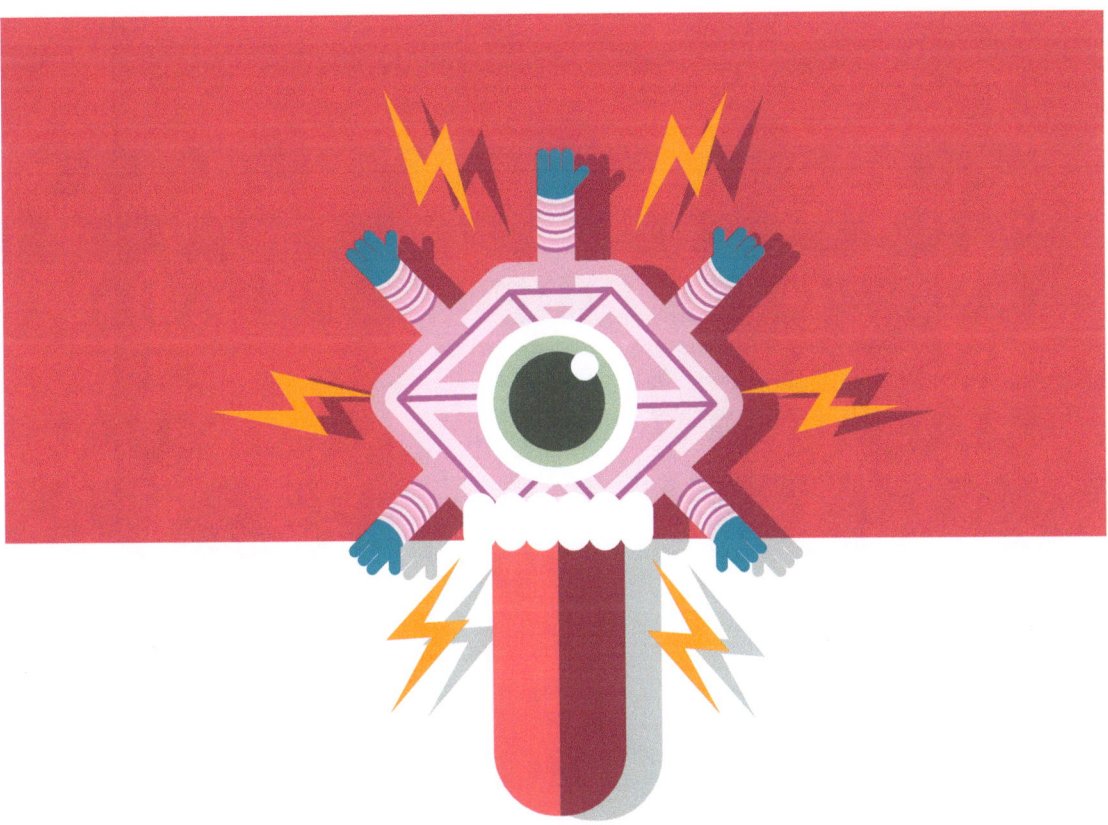

SI QUIERES TENER SEXO EN ÁCIDO TE REGALO ALGUNOS TIPS:

La sexualidad puede abrir muchas angustias en los viajeros. Explora poco a poco, paso a paso con tu pareja. Verifica que ambos se vayan sintiendo cómodos y no intenten forzar nada.

Como sus sentidos estarán amplificados, hagan pequeños ejercicios para vivir su sexualidad en cada etapa del acercamiento. Rozar sus manos, un abrazo, un masaje, pueden ser explosivamente excitantes. Prueben incluso tener sexo sin tocarse.

Háganlo con una dosis muy baja la primera vez para ir conociendo cómo responden sus cuerpos.

Protéjanse. Siempre que usen drogas y contemplen que pueda existir la opción de tener sexo, traigan preservativos. Que muchas luces y ondas no dejen a un lado la necesidad de cuidarse.

#HISTORIAÁCIDA
"UNA ENORME CANTIDAD DE ENERGÍA DE CADA FIBRA DE SU CUERPO ES LIBERADA BAJO LOS EFECTOS DEL LSD, ESPECIALMENTE ENERGÍA SEXUAL. NO HAY DUDA DE QUE EL LSD EL MÁS PODEROSO AFRODISÍACO DESCUBIERTO POR EL HOMBRE" TIMOTHY LEARY, ENTREVISTADO POR LA REVISTA PLAYBOY EN 1960.

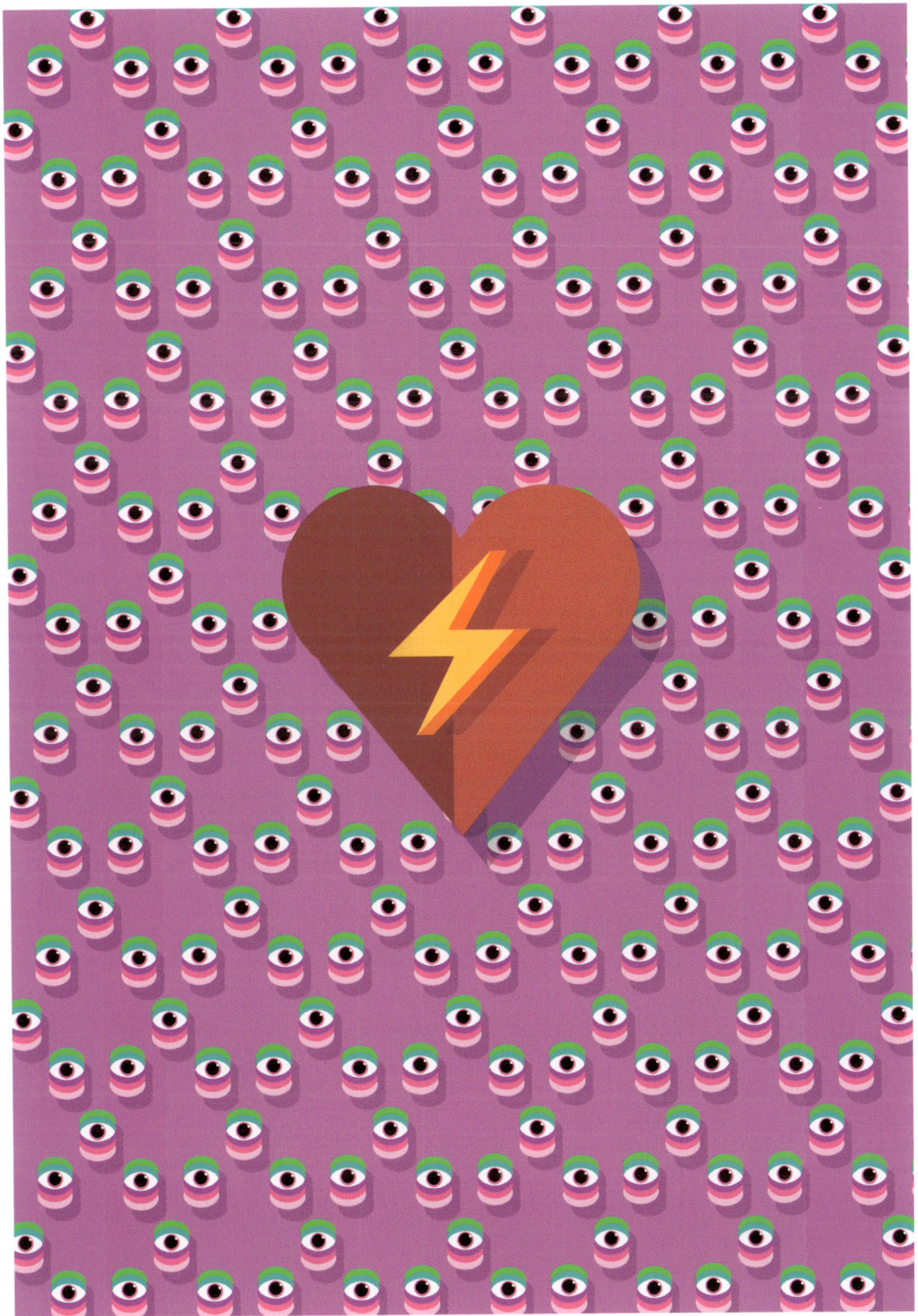

BAD TRIPS... CÓMO PASAR DEL PÁNICO A JUGAR JENGA CON LA MUERTE.

¿Y qué si olvido respirar? - luego de pensar en esta frase, el aire comienza a hacerse cada vez más denso y con él, mi respiración se hace tan pesada, como si a mis pulmones entrara y saliera petróleo. Mi corazón late con mucha fuerza y comienzo a sentir las primeras señales de miedo. Las notas graves de lo arreglos de Philip Glass esta vez acrecientan mi temor y crean una especie de caldo de cultivo para ideas aterradoras que desembocan en una: Si yo no existo, ¿quién está respirando?

Para calmarme, me recuesto lentamente sobre el suelo de la cocina. Mi torso desnudo y mi mejilla hacen contacto con él, e inmediatamente el frío del caico atraviesa mi cuerpo como una sentencia de muerte.

Cada pensamiento, cada inhalación y cada intento de mi mente por sobrevivir parecen acrecentar el miedo hasta escalar y convertirse en pánico. Pánico sin adornos. Pánico como el que solo puede sentir quien acaba de descubrir que está desapareciendo. Me descubro rodeado por la muerte. No importa todo lo que había leído, no importa saber que nunca hubiese existido una muerte por sobredosis de LSD, cada célula me grita que estoy muriendo.

Mi mirada se enfoca en el brillo plateado de la nevera, en el que puedo verme a mí mismo tendido en el suelo, indefenso. No sé de dónde vino, pero la siguiente frase que pasó por mi mente se convirtió en mi única defensa contra el pánico…. -¡Muérete, quédate frío, frío como esa nevera!- Todo mi cuerpo está paralizado y mi sistema comienza lentamente a apagarse. Me entrego conscientemente al destino para que termine con gracia mi existencia y es allí cuando las ideas desaparecen, los sonidos, las sensaciones, e incluso el miedo. Estoy en el vacío, en la nada, soy nadie.

Al cesar en mis esfuerzos por vivir y deponer mis armas, descubrí mi pasaje de regreso a la vida.
-Si no soy nadie, entonces nadie puede morir.
Me levanté del suelo lentamente sonriendo y miré a mis amigos diciendo:-Ya no le tengo miedo a la muerte. Estuve allí y regresé.

Luego de ser, durante años, el depositario de los miedos e inquietudes de miles de viajeros que me han contactado a través de @lisergicos, he descubierto que el Bad Trip constituye el principal obstáculo para que alguna persona tenga su primera experiencia psicodélica y es además un problema importante incluso para los psiconautas más experimentados.

A diario recibo al menos una vez las siguientes preguntas: ¿Cómo hago para evitar un Bad Trip? o ¿Una vez que he tenido un Bad Trip, siempre serán así mis viajes? Sobre este tema existe una gran cantidad de miradas y posturas; muchas de las cuales encontré en la práctica que no servían para nada. Es por eso que detallaré en este capítulo algunas consideraciones que yo mismo he utilizado para evitar y/o atravesar un Bad Trip y salir de modo… mmm, de momento conformemonos con salir.

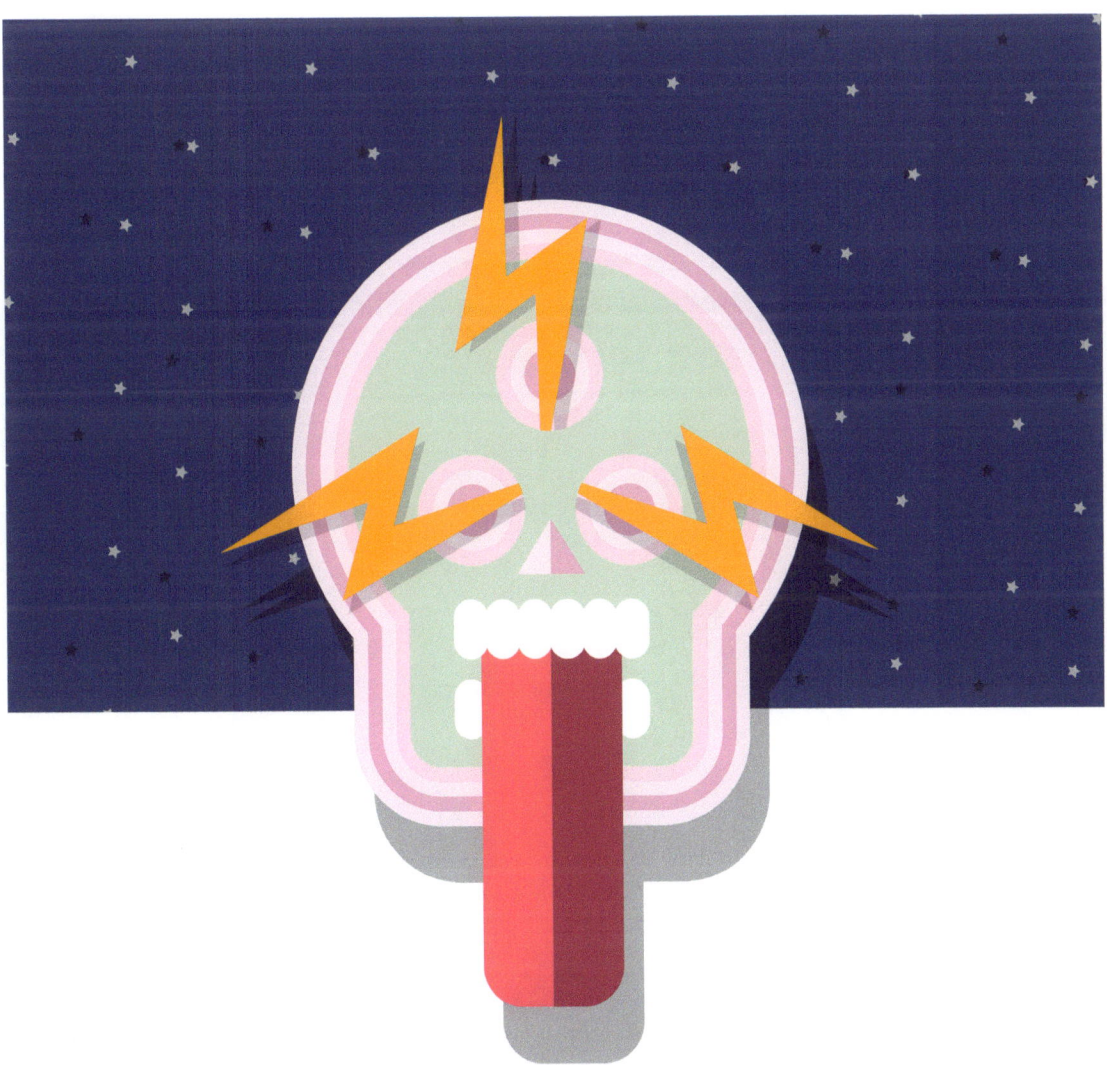

#DATOLISÉRGICO
DURANTE EL VIAJE PUEDEN AUMENTAR MODERADAMENTE TU FRECUENCIA CARDÍACA Y TU PRESIÓN ARTERIAL.

La experiencia psicodélica es una herramienta psíquica muy poderosa, se caracteriza por derrumbar las censuras, exteriorizar el material reprimido y develar profundas verdades a todo aquel que decida asumir el riesgo de conocerse mejor. Algunos de estos descubrimientos no son necesariamente agradables, de hecho, pueden ser profundamente displacenteros. Esto es un Bad Trip, un conjunto de sensaciones, emociones y pensamientos altamente displacenteros durante un período prolongado de la experiencia, y los elementos que lo caracterizan son muy comunes: la despersonalización, la sensación de muerte inminente, las ideas paranoides y el creer que se ha perdido totalmente la cabeza, han penetrado las travesías psicodélicas de casi cualquier viajero.

Sin embargo, a pesar de su pésimo nombre, el Bad Trip no tiene porqué ser considerado un evento negativo, muchas personas hemos encontrado en estas experiencias difíciles, aleccionadores momentos que modifican positivamente aspectos importantes de nuestras vidas. Es por esto, que de ahora en adelante le llamaré a este fenómeno "viaje en aguas turbulentas". Si bien todos los viajeros queremos travesías en aguas calmadas, es muy probable que si usas psicodélicos por un tiempo, te topes con una tormenta. Lo importante entonces será aprender a navegar, en cualquier escenario.

#DATOLISÉRGICO
50% DE LAS PERSONAS CONSIDERAN LOS BAD TRIPS COMO EXPERIENCIAS BENEFICIOSAS (MCGLOTHLIN & ARNOLD, 1971).

1 "Ese cuadro me da nauseas" Durante la experiencia psicodélica te sientes como desnudo y en un clima cambiante. Tu cuerpo percibe más y amplifica cada estímulo. Las pequeñeces que en la vida cotidiana pueden causar una ligera molestia como el óleo de la sala que nunca me ha gustado, durante el viaje de LSD pueden exaltarse y alcanzar el nivel de aspectos realmente desagradables que impidan tu capacidad de disfrutarlo. Herramienta: En los casos más sencillos, y cuando se trata de elementos externos, procura controlarlos antes del inicio de la sesión, elige la música que te conecte fácilmente con emociones que quieras exaltar durante el viaje, espacios que te transmitan paz, videos agradables, modos de protegerte del clima, etc. Si ya el viaje ha comenzado, y un objeto está afectándolo negativamente, simplemente pide a uno de tus compañeros que lo saque de la escena.

2 "Ellos se están burlando de mí". La experiencia psicodélica es mucho más íntima que tener relaciones sexuales con alguien, porque cuando se viaja, se pueden develar profundos secretos, miedos, inseguridades, y nuevamente... todo se exalta. Si compartes tu tripi con un desconocido, estás jugando a un juego en el que cualquier cosa puede pasar con alguien de quien muy poco sabes. En muchas oportunidades esto puede terminar muy bien y conseguir crear un estado de cercanía muy profundo en solo horas, en otros casos puede convertirse en una pesadilla de ideas paranoides. Herramienta: Viaja con personas que sean cercanas a ti, que sientas que te quieren, de quienes te gustaría recibir algún abrazo si las cosas se complican, con quienes te gustaría abrirte y mostrar quien eres sin ser juzgado. Nota: En algunas oportunidades las ideas paranoides surgen incluso con personas cercanas. Busca refugio en al menos alguien que no te resulte intimidante, si nadie tiene estas características, indícales a tus compañeros lo que sientes, pide un espacio y aléjate algunos metros. Respira, utiliza estímulos que te conecten con la alegría y deja que el temor baje. No te encierres completamente solo.

#DATOLISÉRGICO
LA PARANOIA EN LSD PARECE ESTAR MÁS LIGADA A LA PRE-DISPOSICIÓN INDIVIDUAL QUE AL TAMAÑO DE LA DOSIS.
GERALD KLEE (1961)

3 "Te lo juro, me voy a morir". Te lo juro, he pensado eso al menos una docena de veces y nunca me muero. De hecho, nunca nadie ha muerto por una sobredosis de LSD. Sin embargo, como también te he explicado, entender eso, no cambia mucho la sensación de estar a punto de ser devorado por el monstruo de Lost. Herramienta: Si la sensación es leve, conéctate con estímulos exteriores que disparen la alegría, personas que te hagan reír, y mensajes que te recuerden que estás vivo. Partiendo de la frase de Yoko Onno: "El opuesto del amor no es el odio, es el miedo", podemos voltearla y decir que el antídoto perfecto para el miedo, es el amor. Si el pánico toca la puerta, muy probablemente no puedas resolverlo con otros, aquí tocará hacerle frente solo. Entrégate, déjate morir. Luego de unos instantes (muy desagradables) seguirás vivo… y el miedo a la muerte pasará a otro plano, sentirás una muy vigorosa sensación de inmortalidad que te acompañará un rato.

4 "Esto nunca va a terminar, me voy a volver loco": Bueno, es cierto que existen personas que han permanecido experimentando síntomas psicóticos luego de las 12 horas que suele durar un viaje. Sin embargo, es importante destacar que la gran mayoría de éstas, poseen historiales previos de enfermedades psiquiátricas como: esquizofrenia o trastornos bipolares. Entendamoslo así, las estructuras psíquicas poseen ciertos eslabones que la mantiene anudada, algunos seres humanos poseen anudamientos muy rudimentarios y ante eventos altamente octrosantes como: la muerte, la sexualidad, la paternidad, etc., pueden ver quebrada su estructura. De la misma forma que sucede con estos eventos, pasa con el ácido, pues éste tiene la capacidad de producir un caudal de emociones, sensaciones y pensamientos nunca antes experimentados, y con ello puede quebrar las estructuras mentales de algunas personas. Afortunadamente la prevalencia de psicosis prolongadas luego del consumo de psicodélicos, es de 2,7% (Abraham & Albrich, 1993), de hecho según Carvey, en 1998:"las investigaciones revelan que las tribus nativas americanas que utilizan mescalina (Peyote) como parte de sus prácticas religiosas no tienen mayores índices de psicosis que la población general". En otras palabras, el viaje va a terminar en 12 horas, para casi cualquier viajero. Para algunos pocos, terminará luego de una visita a un profesional que disminuya los síntomas indeseables con apoyo de medicación. Herramienta: Permite que un poco de locura se apodere de ti. Resistirse a ella solo genera miedo.

#DATOLISÉRGICO
"INDIVIDUOS CON HISTORIAS PERSONALES O FAMILIARES CON CONDICIONES PSIQUIÁTRICAS, PRINCIPALMENTE ESQUIZOFRENIA Y MANÍA, SE CREE QUE TIENEN UN RIESGO MAYOR DE PSICOSIS INDUCIDA POR ALUCINACIONES" (STRASSMAN, 1984).

5 "Me estoy rompiendo" Si no has tenido tu primer trip, es complicado entender lo que describiré a continuación, pero haré mi mejor esfuerzo. La experiencia de "Ser un cuerpo" parte de la base de que nos vemos a nosotros mismos como una unidad separada del resto de las cosas. Si nos sentamos en una silla, nuestro cerebro separa en categorías la experiencia y dice que existe un suelo, una mesa, un cuadro que me da nauseas, una silla y mi cuerpo; aunque éstos solo son átomos aglutinados, el "ser" humano necesita ponerlos en una cajita y escribirles un nombre. Durante el viaje, estas categorías se pueden confundir un poco hasta hacerte sentir que tu cuerpo abarca la silla o pueden incluso dejar de existir, y al hacerlo, no hay cuerpo. En estos momentos, es común que el ego comience a luchar por intentar sobrevivir, porque si no hay cuerpo, no hay "yo" y esto no le conviene. Su vehículo para luchar son los pensamientos capaces de generar emociones, y su emoción favorita... el miedo. Esta respuesta primitiva te mantiene atado a "ser una persona" en vez de ser una personasillamesasuelocuadroquemedanauseas. Herramienta: Nuevamente, el miedo tiene un solo punto de anclaje en el sistema psíquico: el ego. La sensación de ser un "yo" sostiene cualquier emoción, agradable o desagradable, deja que tu ego se rompa totalmente y con él se desaparecerá cualquier emoción.

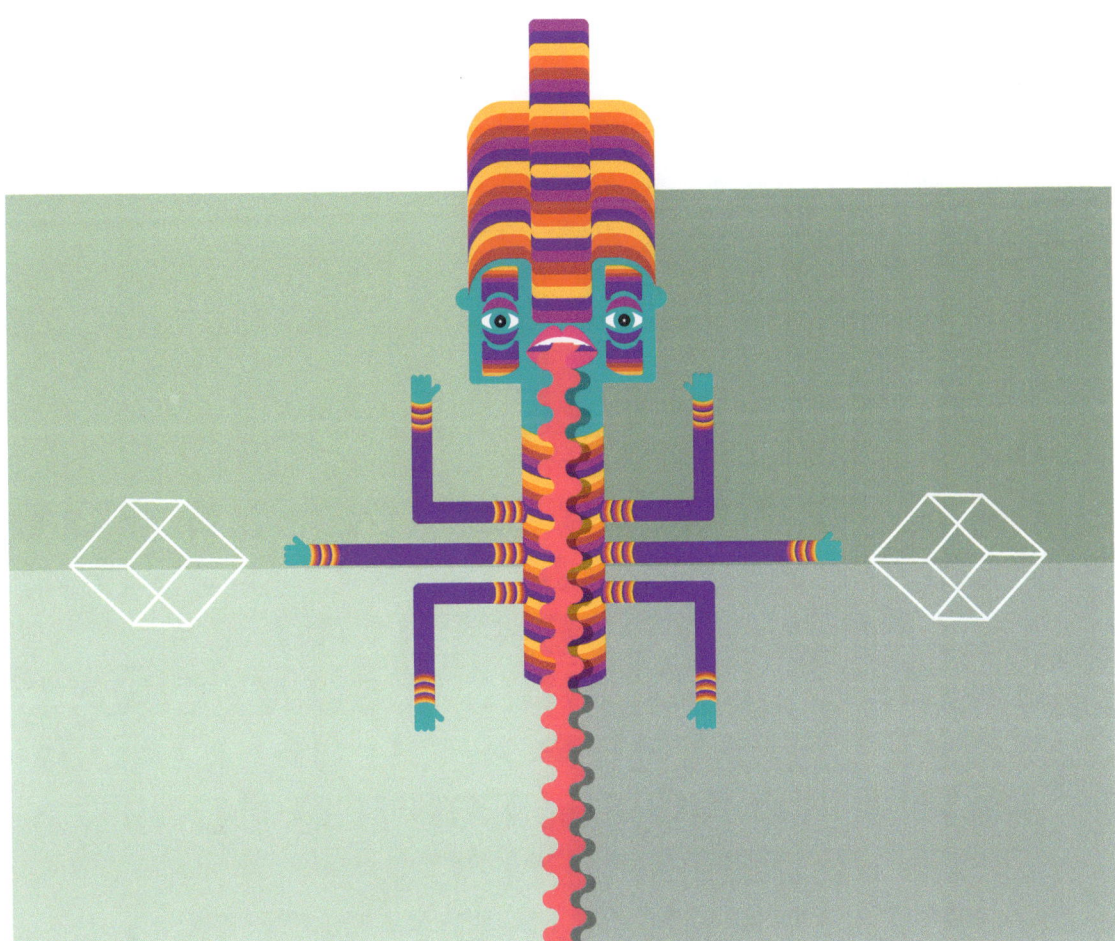

6 "Detrás del miedo, solo hay miedo". Soy de esos psiconautas a los que les gusta grabarse mientras está en medio del viaje, lo llamo "documentar". En una de mis experiencias psicodélicas, tuve la oportunidad de balbucear (si oyeran la nota de voz no entenderían la mitad de lo que digo) la frase "detrás del miedo, solo hay miedo". Y es que hay que experimentar la fuerza asfixiante de un mal viaje, y conocer sus más oscuros recursos para constatar que si bien al comienzo el miedo se sustenta en ideas, imágenes y alucinaciones, en el estado más agudo, el miedo existe por sí mismo. Es la emoción hueca apoderándose del cuerpo y generando una inagotable fuente que la alimenta en un círculo vicioso. Este es el estadio más complejo para hacer frente al pánico. Herramienta: Siéntate, entrecierra los ojos, clava tu mirada en un punto en la pared, respira profunda y lentamente por la nariz, observa tu respiración en cada detalle, contempla la sensaciones, las emociones, pero déjalas ir, no intervengas en nada. Si no existe nadie, nadie puede sentir miedo.

7 "Ok, esta mierda se salió de control". Ojo, no estoy hablando del "se salió de control" en el que alguien llora o grita o manifiesta que se está muriendo, para esos casos, ver los puntos anteriores. Hablo de conductas que pongan en peligro la vida de cualquiera de los viajeros. Como regla personal, tengo a un buen amigo médico de confianza (muy divertido) con quien he acordado que puedo llamarle para situaciones de peligro que requieran asistencia con medicamento, hasta ahora NUNCA lo he tenido que llamar, pero siempre es bueno saber que se está a un discado de teléfono de la solución. En caso de que no cuentes con el amigo médico divertido y confiable (qué mal por ti), sin duda alguna, llama a un número de emergencias. No existen antídotos específicos para el LSD (buuu) pero probablemente administrarán 5 Mg de Diazepam al viajero errante para disminuir los efectos del viaje en aguas turbulentas.

#HISTORIAÁCIDA
EN EL PRIMER AUTOEXPERIMENTO DE ALBERT HOFMANN CON LSD-25 (1943), Y CREYENDO QUE SE HABÍA ENVENENADO, PIDIÓ A SU VECINA UN VASO DE LECHE POR SU CALIDAD DE ANTÍDOTO NO ESPECÍFICO CONTRA EL ENVENENAMIENTO... EVIDENTEMENTE, NO FUNCIONÓ.

FORMAS DE CONSCIENCIA...
OK, AQUÍ SE COMPLICA ESTO.

La discusión acerca de qué es una consciencia ha existido desde la aparición del lenguaje y continúa vigente hoy. Los hombres de bata blanca han intentado por muchos medios circunscribirla a un concepto, a un proceso químico; pero escurridiza siempre, parece terminar escabulléndose a cualquier esfuerzo por aprehenderla.

Mi experiencia con el uso de psicodélicos me ha alentado a crear mis propios esquemas mentales que expliquen lo que he podido vivir en cada viaje. Es por eso que los términos que utilizaré a continuación son palabras cotidianas que han surgido en los propios autoexperimentos y que guardan estrecha relación con miles de relatos que he escuchado de una gran número de viajeros. Afortunadamente nada de lo que narraré está enmarcado dentro del rigor científico, porque lamentablemente, en estas aguas, la ciencia nada con dificultades en donde los viajeros manejamos un velero.

Hoy entiendo la consciencia, como el acto de autoreconocimiento de la existencia de un ente... Más sencillo aún, es un: "¡Hey, cool, yo existo!". El asunto es que el uso de psicodélicos abre muchas puertas que conducen a muchas formas en las que "algo" de ti puede decir: "¡Hey, cool, yo existo!".

Viajar en LSD es realmente poder saltar de una forma de conciencia a otra. Estos saltos no son en un orden en específico, ni tienen una duración determinada, no son predecibles con exactitud, pero son más o menos similares entre los viajeros.
Describo a continuación, las que llamo... formas de consciencia:

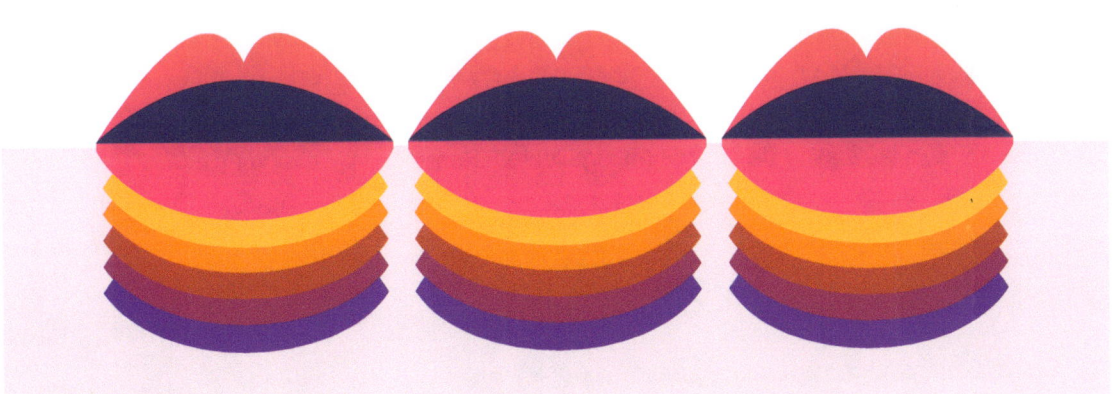

SABROSITO:

Eres tú y tu cuerpo. Te sientes enérgico. Estás muy sensible a los estímulos exteriores como la luz, el sonido el clima, etc... y tu piel tiene una agradable sensación como un pequeño cosquilleo. Este estado puede alcanzarse con una microdosis de LSD o a la salida o entrada del viaje con una dosis mayor. Muchas personas utilizan hoy drogas psicodélicas en muy bajas concentraciones para salir de farra y bailar sin realmente acceder al carácter revelador de la psicodelia, propio de otras formas de consciencia.

QUANTUM SHIT:

Sigues siendo tú, tienes un cuerpo, y todo luce "normal", pero el modo en el que comprendes tu entorno ha cambiado. Los conceptos de tiempo y espacio comienzan a doblarse y pronto el "aquí o allá", el "ahora o luego" son lo mismo. Aunque los fenómenos visuales no aparecen, el modo en el que te relacionas con las cosas es diferente.

AWARE:

Tu cerebro comienza a derrumbar lentamente todos los filtros perceptuales y empiezas a recibir más información de cada estímulo. Los colores lucen vívidos, como cuando usas un filtro en instagram, percibes nuevos matices en la música, como cuando dejas de usar los speakers horribles de la laptop y compras un sistema de sonido Bose envolvente 7.1. Estás en un máximo estado de alerta y te sientes consciente de todo lo que hay a tu alrededor. Si una hormiga respira... sientes que puedes oírla.

PATRONES, PATRONES, PATRONES EN TODAS PARTES:

Las alucinaciones en forma de fractales y patrones aparecen en tu visión. Formas perfectas establecen relaciones entre objetos y decoran los paisajes. Por primera vez entiendes de qué carajo iban las clases de geometría algebraica. Percibes vibraciones y energías emanando de todas partes. Desde tu tostadora irradiando un rojo intenso… ¡Mierda, los panes!.... Hasta tus amigos. Definitivamente las palabras se vuelven inútiles y quizá los números y los dibujos puedan ser mejores representaciones de lo que sucede. La comunicación con tus compañeros puede ser absolutamente no verbal. Hay una especie de grado de entendimiento implícito en todo, que también puede conducir a algunos escenarios de paranoia.

#DATOLISÉRGICO
LOS INVIDENTES NO CONGÉNITOS PUEDEN EXPERIMENTAR ALUCINACIONES VISUALES DURANTE EL VIAJE DE LSD.

.MKV:

En este nivel hay una profunda conexión con tu cuerpo. Todo sucede en ti y en los niveles dentro de ti. Existe un gran interés por tus manos, tus órganos internos, tus células, todo lo que te compone. El lenguaje verbal puede ser sustituido por nuevas formas de comunicación entre las diferentes partes de tu cuerpo. Por ejemplo, tus caricias pueden darle color azul a una rodilla adolorida. Este estadio es un espacio perfecto para trabajar sobre enfermedades o dificultades relacionadas con el cuerpo.

ME DERRITO:

Esta es la parte más compleja del viaje, porque realmente es una transición entre un estadio y el siguiente. Tomas un vaso de agua pero tu psique no comprende la diferencia entre tu mano y el vaso. Tu cuerpo comienza a dejar de existir pero no sucede inmediatamente sino poco a poco. Usualmente esta es una transición que viene acompañada de muchas alucinaciones y emociones, ambas pueden ser muy placenteras o displacenteras. Las relaciones con tus compañeros de viajes pueden volverse confusas y la comunicación verbal puede ser tan inútil como la campaña de guerra contra las drogas.

TODO:

Eres todo. La conexión con cualquier elemento en el universo sucede. Desde encuentros con seres de otras galaxias o contigo mismo en vidas pasadas, hasta juegos de ping pong con el creador mismo. Viajes a toda velocidad en medio de un infinito de colores son comunes. En este punto casi cualquier cosa que aparezca puede tornarse en una epifanía o una gran revelación aunque no puedas ponerla luego en palabras.

PIZZERÍA POR LA NOCHE:

Aunque tus pupilas continúan dilatadas, todos los demás efectos del ácido han desaparecido. Tu cuerpo está un poco cansado y tienes mucha hambre. Estás listo para ir a una pizzería ruidosa un sábado por la noche y no te sentirás agobiado.

18 EXPERIMENTOS PARA REALIZAR EN ÁCIDO.

Son las 2 de la tarde y llegamos a la casa de mi amiga Valeria. Ella nos ve bajar del auto junto con nuestro equipaje. Hacía algunos días le había pedido permiso para utilizar su casa para un viaje.

Laptops, video beam, speakers, rollos de papel kraft, bolsas de pinturas de color fluorescente, bombillos de diferentes colores, plastilinas, bolsas de comida, vestimentas especiales y una decena de paquetes con utilería desfilan frente a los ojos de Valeria que no entiende si daré una clase de bricolage o me drogaré.

A continuación describiré algunos experimentos obligatorios para cualquier psiconauta que se respete.

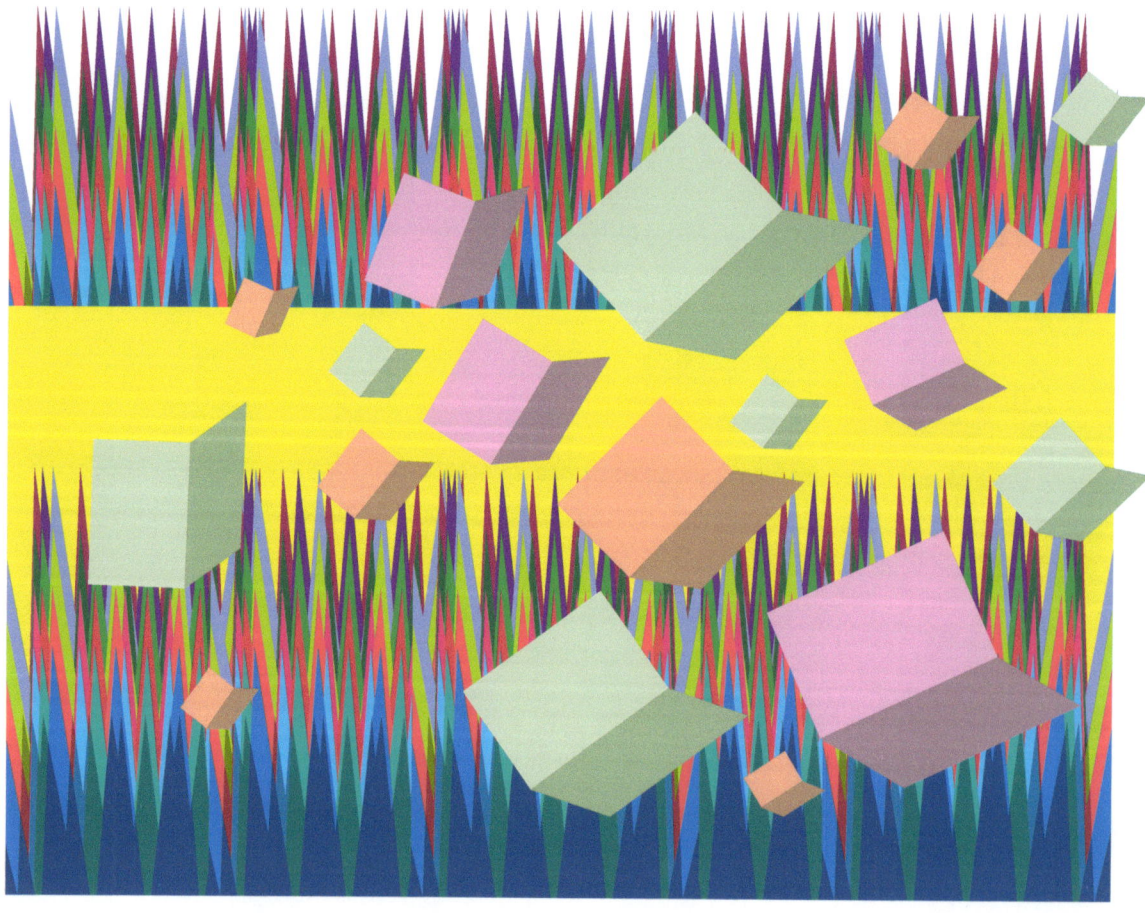

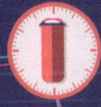

(1 HORA Y MEDIA LUEGO DE COMER EL ÁCIDO)

Mírate.
Sencillamente toma un espejo y mírate. Hazlo por al menos un minuto. No confrontes, no te resistas, deja que tu inconsciente vuele y te revele lo que desee.

(30 MINUTOS LUEGO DE COMER EL ÁCIDO)

Color en el vacío.
Coloca un poco de Bach y recuéstate en la cama. Colócate un antifaz (Fácil de quitar o poner) y disfruta de la paulatina aparición de figuras y colores que se acrecienta con cada nota.

(DOS HORAS Y MEDIA LUEGO DE COMER EL ÁCIDO)

Un poco de telepatía.
Hazlo con uno o más acompañantes. Siéntense en círculo, tómense de las manos e intenten comunicar ideas, sentimientos, colores y formas sin utilizar el lenguaje verbal. Cuando el viaje vaya de bajada comenten los resultados.

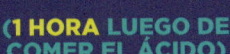

(1 HORA LUEGO DE COMER EL ÁCIDO)

Fantasía fluorescente.
Viste ropa que estés dispuesto a desechar. Forra todo el suelo con papel y asegúralo con cinta pegante. Cambia todos los bombillos de la casa por luces negras. Destapa algunas pinturas fluores-centes... y pinta.

(DOS HORAS LUEGO DE COMER EL ÁCIDO)

¿Quién soy?
Siéntate, cruza las piernas, respira profundamente y cierra tus ojos. Luego de hacerlo unas 10 veces muy lentamente, pregúntate ¿Quién soy? deja que la respuesta retumbe por minutos en tu cabeza y en todo tu cuerpo.

(3 HORAS LUEGO DE COMER EL ÁCIDO)

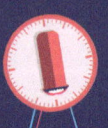

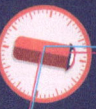

(4 HORAS LUEGO DE COMER EL CARTÓN)

Dj del universo.

Ok, para esto necesitas tener mucho LSD en la sangre. Busca un espacio en perfecto silencio. Cierra los ojos e imagina que cada movimiento de tus brazos y tus dedos genera una nota musical. Dirige la orquesta de tu cuerpo.

(5 HORAS LUEGO DE COMER EL CARTÓN)

Hackea tu ADN.

Sí, sentado y de ojos cerrados también. Vamos ahora un nivel más abajo. Intenta enfocarte en una célula de tu cuerpo. Piensa como ella, escucha su lenguaje. Intenta conocer qué carga lleva. De qué desea liberarse. Cambia algo en ella para hacer de tu vida algo mejor.

Grábate.

Toma tu móvil y graba frases, ideas, reflexiones. Luego del viaje escúchalas con tus amigos para destornillarte de la risa.

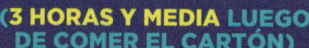

(3 HORAS Y MEDIA LUEGO DE COMER EL CARTÓN)

Danza de colores y formas.

Toma un video beam y proyecta las obras de los grandes cinetistas: Vasarely, Cruz Diez, Riley, Dorazio, etc. Pon algo de música y baila frente al proyector. Deja que las formas bailen contigo… No permitas que se propasen.

(4 HORAS Y MEDIA LUEGO DE COMER EL CARTÓN)

Soy el pulmón de Cristina. Nuevamente siéntate, cierra los ojos y respira. Intenta enfocarte en escuchar un y solo un órgano de tu organismo (No vale el corazón, es muy fácil). Pregúntate por qué ese, y qué mensaje quieres transmitirle.

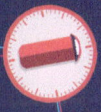

Vamos al fondo del universo.

Ujum… más tiempo sentado. Cierra los ojos y analiza la siguiente pregunta: si el universo está compuesto de pequeños objetos, ¿cuál es la forma geométrica de la que se compone toda la existencia? Por favor, avísame de tu resultado, tengo años discutiendo con un amigo acerca de si son círculos o triángulos.

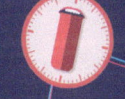

(7 HORAS Y MEDIA LUEGO DE COMER EL CARTÓN)

Dúchate.

Entra en la regadera y ábrela, intenta encontrar una temperatura con la que te sientas cómodo antes de meterte completamente. Disfruta de tu cuerpo, de tu desnudez, de cada gota recorriendo tu piel. Es especialmente útil si estuviste pintando algunas horas antes y así verás el espectáculo de todos los colores desvaneciéndose en el agua.

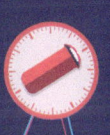

(6 HORAS Y MEDIA LUEGO DE COMER EL CARTÓN)

A girl with kaleidoscope eyes.

Toma un caleidoscopio… Mira todo a través de su óptica.

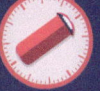

(6 HORAS LUEGO DE COMER EL CARTÓN)

You've got the whole world in your hands.

Toma algunas barras de plastilina, moldea, y enfoca toda tu atención en tus manos y en ellas. Intenta descubrir en dónde terminan tus manos.

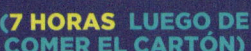

(7 HORAS LUEGO DE COMER EL CARTÓN)

¡Esto es gigante!

Toma una lupa… No la sueltes en media hora.

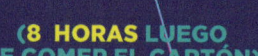

(8 HORAS LUEGO DE COMER EL CARTÓN)

¡Ahhh, esto era!
Escucha música psicodélica
(Pink Floyd, The Beatles,
The Doors, etc...) e intenta
descubrir de qué se
trataban realmente estos
temas.

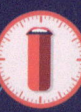

(9 HORAS LUEGO DE COMER EL CARTÓN)

La enchilada psicodélica.
Ten preparados todos los
ingredientes para una cena
mexicana. Degusta (no te
atragantes) de cada
elemento por separado y
descubre la serenata de
mariachis que se armará en
tu boca. (Cuidado con el
exceso de picante)

(8 HORAS Y MEDIA LUEGO DE COMER EL CARTÓN)

Ama.
Abraza algo, cualquier
cosa, un cojín, un árbol, una
persona, lo que sea. Disfruta
de las sensaciones,
emociones y colores que
evoca la experiencia.

#HISTORIAÁCIDA
EN LOS 60S, KEN KESSEY Y SU PANDILLA HICIERON COMUNES LAS FIESTAS DENOMINADAS "ACID TEST" EN LA COSTA ESTE DE LOS ESTADOS UNIDOS. EN ÉSTAS ERA COMÚN UTILIZAR LUCES ESTROBOSCÓPICAS PARA INCREMENTAR LOS EFECTOS VISUALES DEL ÁCIDO EN LOS PSICONAUTAS.

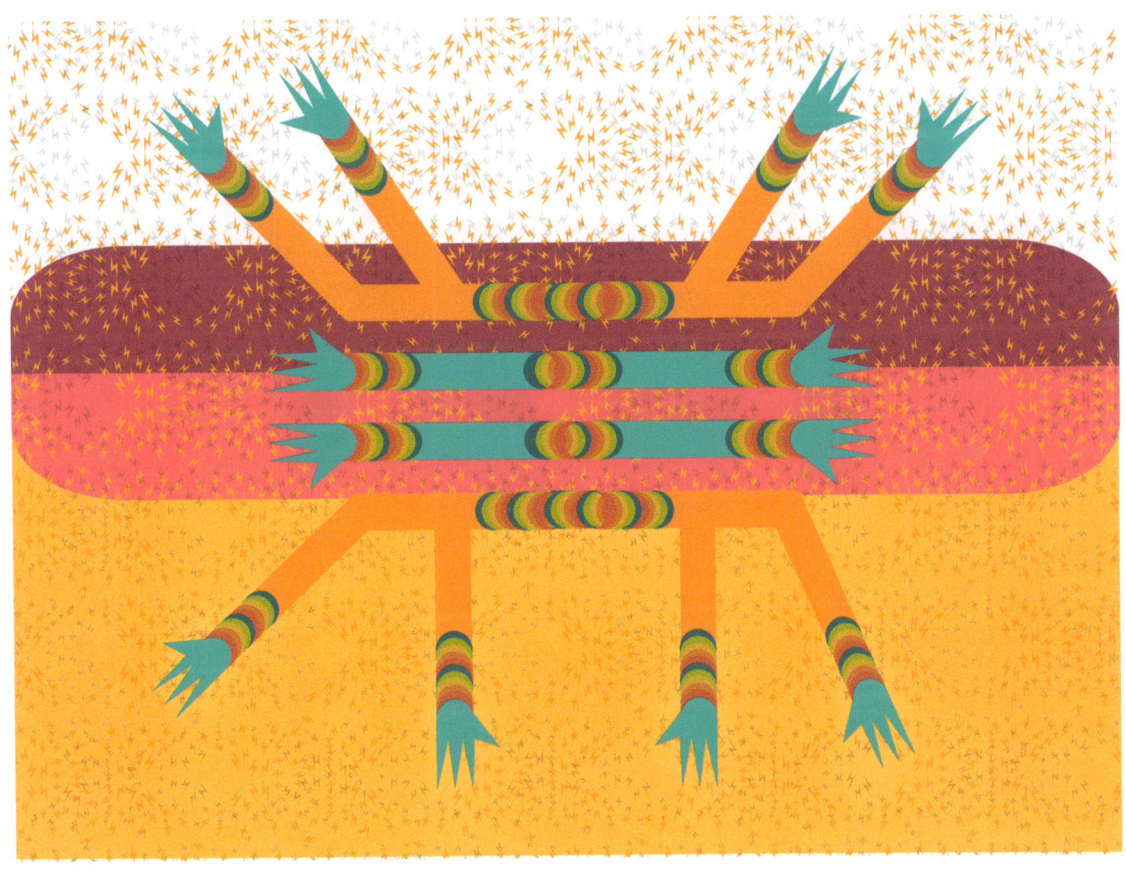

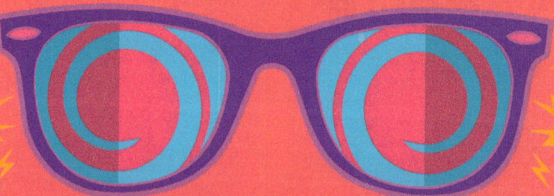

BUEN
VIAJE.

Si has llegado a este punto del libro, has adquirido una gran cantidad de conocimientos teóricos y herramientas invaluables para digerir, disfrutar, atravesar y aprender de la experiencia psicodélica. Sin embargo, la mayoría de éstas solo te permitirán lanzarte al agua con más confianza y del mejor modo posible para protegerte de algunas corrientes, pero una vez que te arrojes, nada de esto podrá acompañarte y cuando te encuentres en medio del infinito mar de tu psique, deberás nadar por ti mismo. Confía en tu aparato psíquico, éste es el maravilloso resultado de miles de años de evolución, de miles de experiencias de tus antepasados que también utilizaron psicodélicos, de cada átomo que compone el universo desde el Big Bang hasta el día de hoy.

Sé que hoy puedes sentirte como un pequeño pedazo de polvo en el universo, pero te invito a que te prepares para que descubras que eres la forma a través de la cual el universo toma conciencia de sí mismo.

¿ESTÁS LISTO PARA ENFRENTAR LO QUE EL UNIVERSO QUIERE REVELARTE?

INHALA, EXHALA...
BUEN VIAJE.

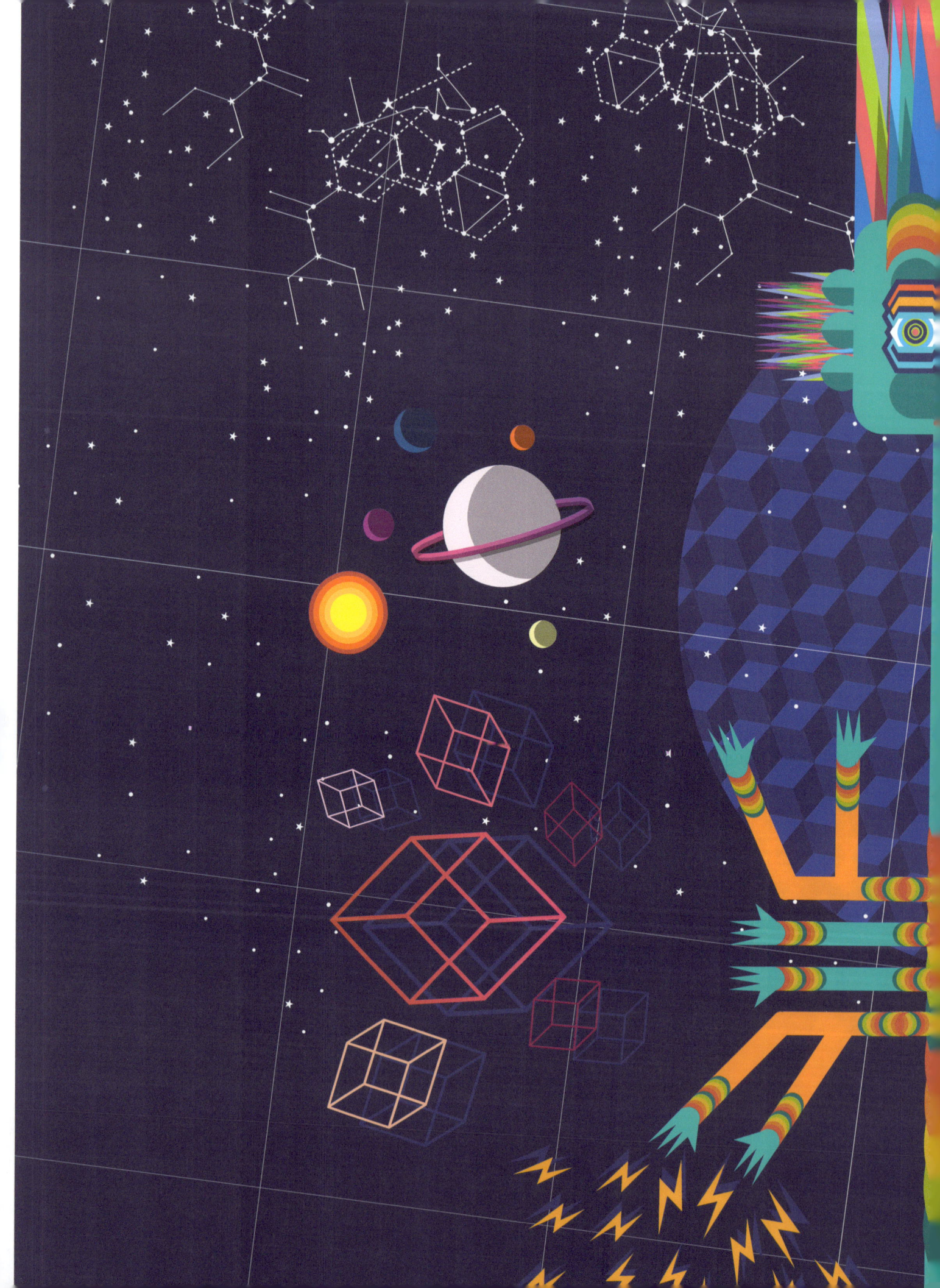

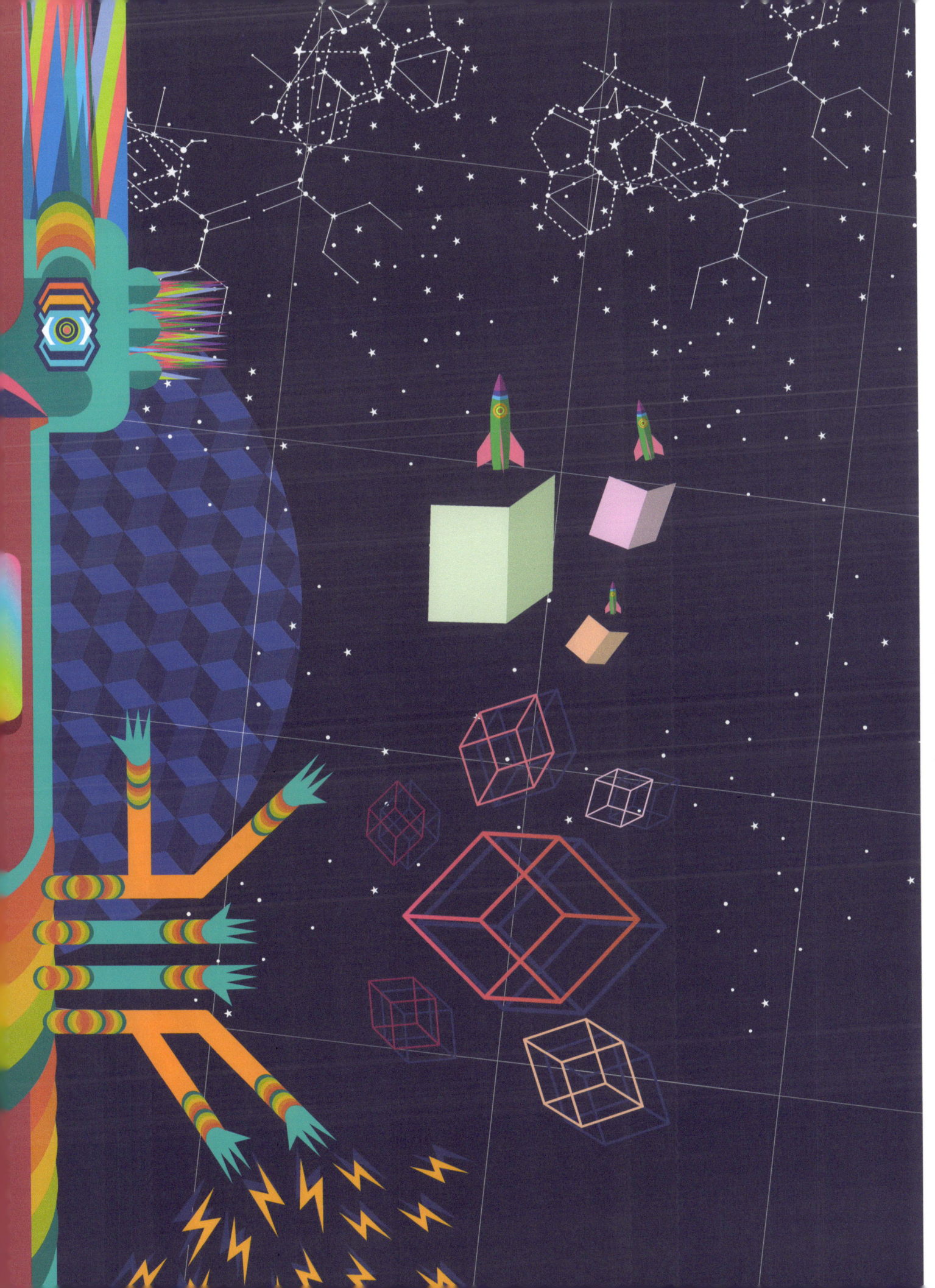